全国老中医药专家
谈平肾病治验

主 编 董金莉 段小军

主 审 谈 平

上海科学技术出版社

内 容 提 要

全国老中医药专家谈平,勤求古训,精研经方,在中医肾病、风湿病等方面钻研甚深,临证善抓重点,紧扣病机,活用经方,独辟蹊径,药简效宏,从医数十载,积累了丰富的临床经验。本书总结了谈平在中医肾病、风湿病以及内科杂病方面的诊疗经验,对其临证验案进行了梳理,从古籍溯源、理论认识、病因病机、证治方药等几个方面深入剖析谈平临证治疗的特色,有助于启迪后学,展现中医的治疗优势。

本书适于有一定临床基础的中医从业人员阅读参考,也可供中医爱好者及其他临床人员使用。

图书在版编目(CIP)数据

全国老中医药专家谈平肾病治验 / 董金莉,段小军主编. -- 上海 : 上海科学技术出版社,2025.1.
ISBN 978-7-5478-6857-7
Ⅰ. R256.5
中国国家版本馆CIP数据核字第2024F6H228号

全国老中医药专家谈平肾病治验

主 编 董金莉 段小军
主 审 谈 平

上海世纪出版(集团)有限公司
上海科学技术出版社 出版、发行
(上海市闵行区号景路 159 弄 A 座 9F-10F)
邮政编码 201101　www.sstp.cn
常熟市华顺印刷有限公司印刷
开本 787×1092　1/16　印张 10.25
字数 140 千字
2025 年 1 月第 1 版　2025 年 1 月第 1 次印刷
ISBN 978-7-5478-6857-7/R•3124
定价:78.00 元

本书如有缺页、错装或坏损等严重质量问题,请向印刷厂联系调换

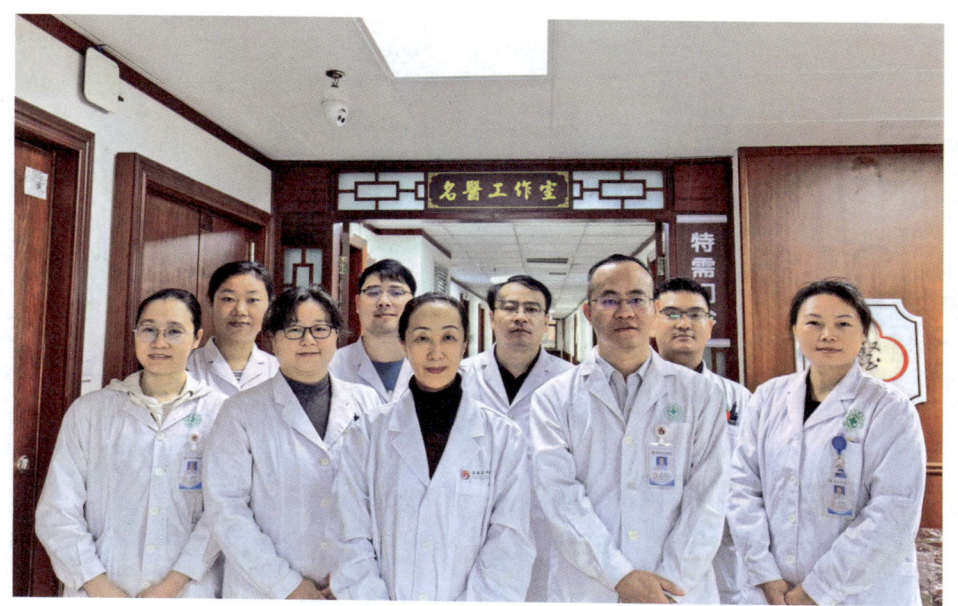

谈平名医工作室成员

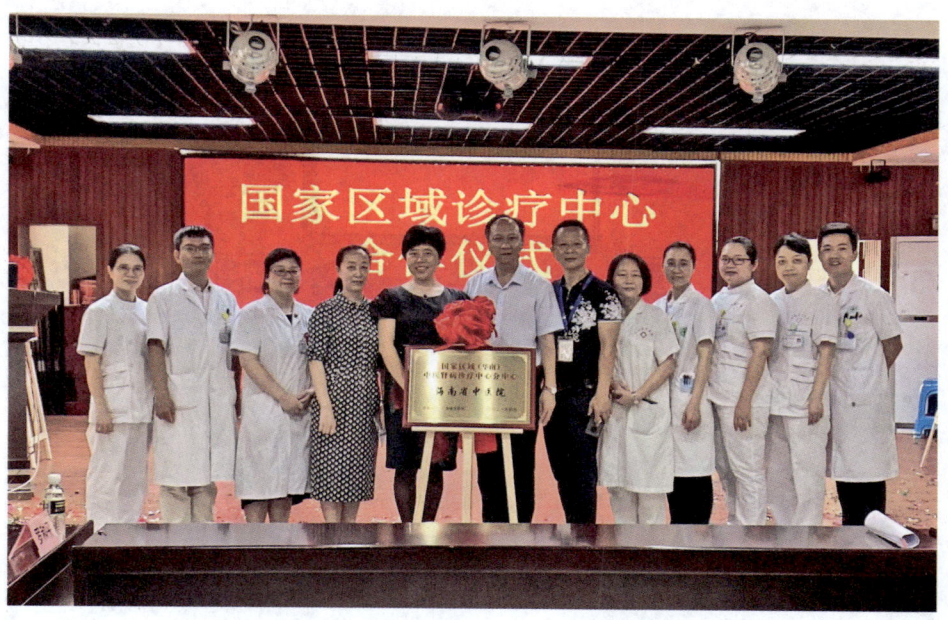

谈平带领的科室成为"国家华南区域中医肾病诊疗中心"

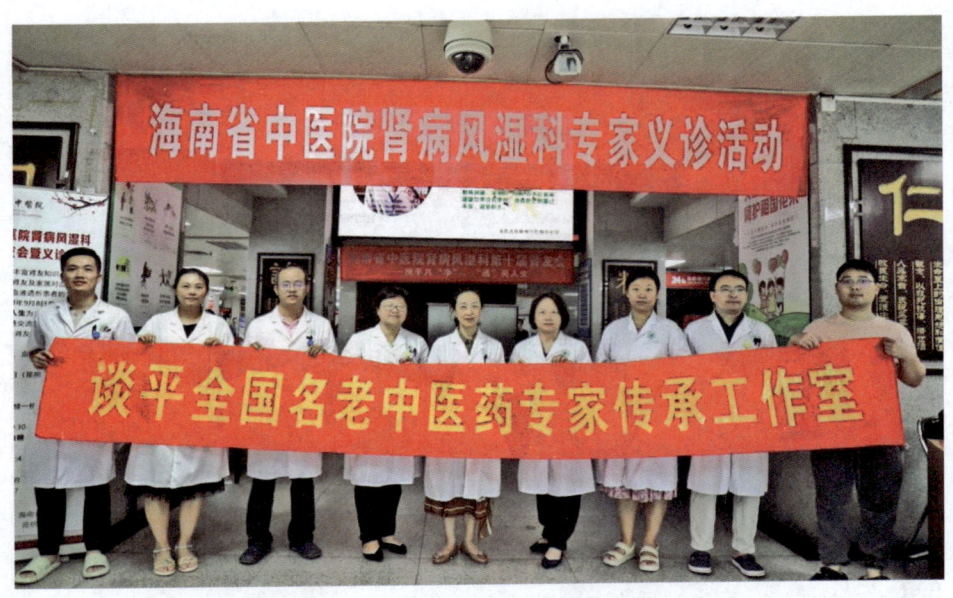

谈平全国名老中医药专家传承工作室成员参加义诊

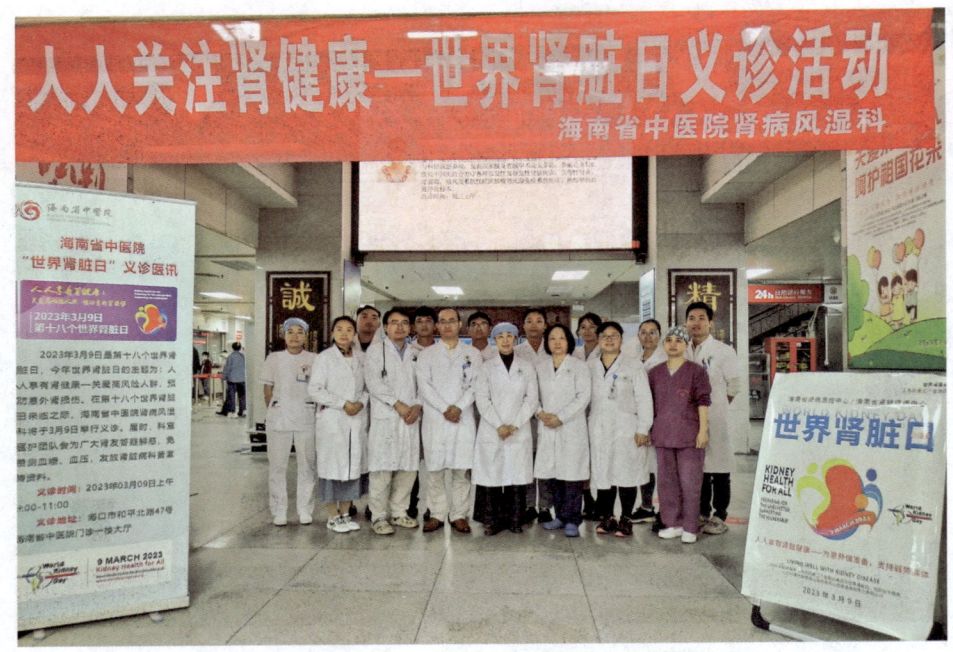

谈平带领医护团队积极开展义诊及科普活动

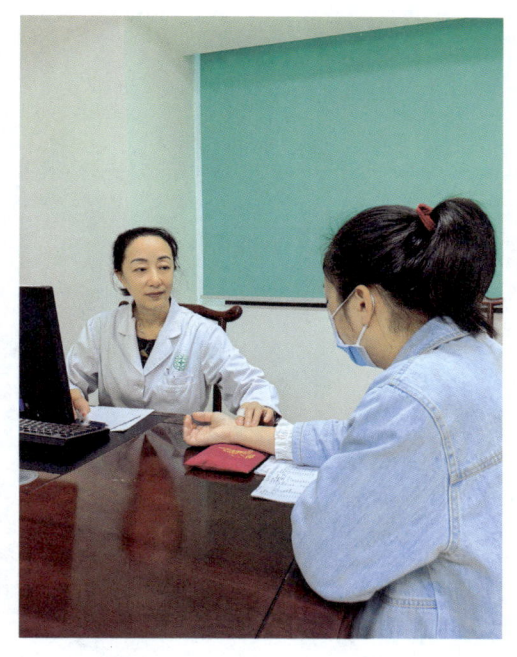

谈平在门诊为患者诊治

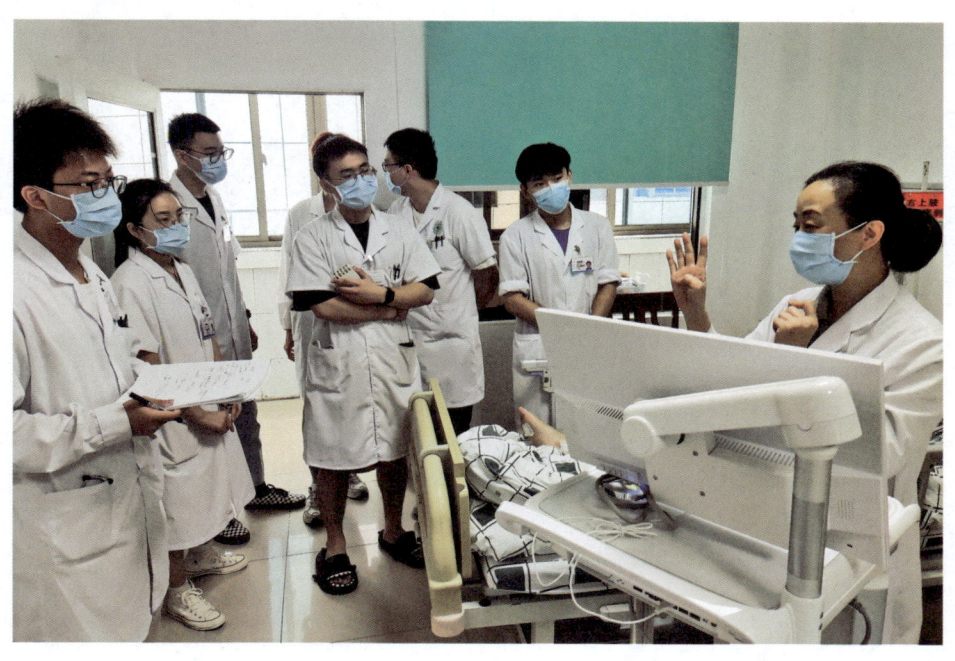

谈平带教学生

谈 平 简 介

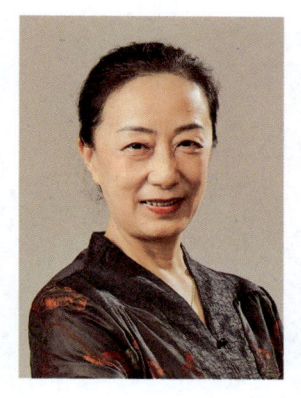

主任中医师,海南省领军人才,海南省肾病风湿科学科带头人、主任,全国老中医药专家学术经验继承指导老师。现任海南省中医药学会肾病专业委员会主任委员,海南省中西医结合学会肾脏病分会名誉主任委员,海南省医院协会血液净化管理专业委员会副主任委员,海南省医学会肾脏病学分会常委,中国中西医结合学会肾脏疾病专业委员会委员,中华中医药学会肾病专业委员会委员,中国民族医药学会肾病分会常务理事,中国民族医药学会风湿病分会常务理事,中国中医药信息学会肾病分会常务理事。主持的"自拟黄龙红蛭汤配合西药治疗糖尿病肾脏疾病临床研究"课题,经评审达海南省内领先水平。参与中国中西医结合学会肾脏疾病专业委员会慢性肾衰竭中西医结合诊疗指南制定工作。

2004年9月由海南省人事劳动保障厅作为优秀人才引进到海南省中医院工作,在医院肾病、风湿病领域处于空白,无肾病、风湿病专科人员的情况下,从零开始默默耕耘,做出开创性工作:从最早开展血液透析拓展到开展所有血液净化技术(血液透析、血浆置换、血液灌流、腹膜透析、连续性血液净化治疗),开展自体内瘘、人工血管及血管通路的超声和DSA介入手术、肾穿刺活检术;从血液净化室的组建到肾病风湿科独立成科;从开展肾病风湿科门诊到成立中医特色慢性肾衰竭、痛风专病门诊,总结中医水肿病、慢性肾衰病、痛风病的临床路径,最终成为科室优势病种;从提高海南省中医院肾脏疾病专科影响力到担起海南省中医药肾病学科发展领头羊的重任……通过20多年的不懈努力,坚持中医为主,中西医并用的发展思路,打造了一支注重突出中医药特色、充分继承并创新发展中医特色诊疗技术的人才梯队,并使这支队伍具有较高人文素养,起到了支撑科室持续发展的作用,不仅使海南省中医院肾病诊治水平不断攀升,同时提升了医院对危急重症的救治能力,学科影响力日益增强,使海南省中医院肾病风湿科业务总量居海南省中医药集团肾病风湿专科之首。2018年12月领导的肾病风湿科被评为海南省中医重点专科,并以优异的成绩通过重点专科验收。

主 编 简 介

董金莉,副主任医师,海南省高层次人才。广州中医药大学中医内科学肾病方向医学硕士,在读医学博士。全国第六批老中医药专家学术经验继承人,师从全国老中医药专家张汉洪教授及著名肾病专家杨霓芝教授,从事中西医结合治疗肾病及风湿病临床、科研及教学工作多年。现任海南省中西医结合学会肾病专业委员会主任委员,海南省中医药学会风湿病专业委员会常务委员,海南省中医药学会肾病专业委员会委员,海南省医学会肾脏病学分 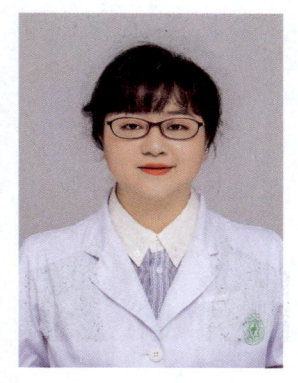 会委员,中国民族医药学会肾病分会理事,中国康复医学会肾脏病康复专业委员会委员。主持科研课题多项,发表学术论文多篇,参编专著《名中医杨霓芝学术思想及临证验案》《经方类解与医案心悟》及《张琪治肾验方解读》,获得第二届南粤科技创新优秀学术论文三等奖。

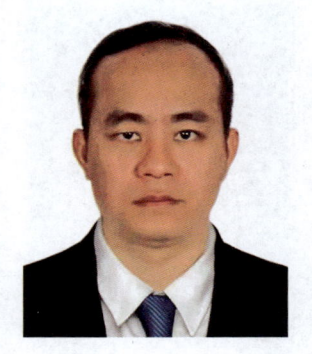

段小军，医学博士，海南省中医院肾病风湿科副主任医师，海南省高层次人才。师从著名肾病专家杨霓芝教授。现任海南省中医药学会肾病专业委员会常委兼学术秘书，海南省中西医结合学会肾病专业委员会常委，海南省医学会肾脏病学分会委员，海南省医师协会肾内科分会委员，海南省中医药学会风湿病专业委员会常委，海南省中西医结合学会风湿病专业委员会常委，海南省医学会风湿病学分会委员，海南省中医药学会经方专业委员会委员，环北部湾地区肾脏病联盟常务理事，中国中医药信息学会肾病分会常务理事，中华中医药学会肾病分会第四届委员会青年委员。主持省部级课题1项，参与国家自然科学基金课题及省部级课题各1项，参编专著2部。

编委会名单

主　编
董金莉　段小军

副主编
（以姓氏汉语拼音为序）
关玉龙　吴东明　张洞于

编　委
（以姓氏汉语拼音为序）
何天明　李艳娟　林冬晶　刘　斌
罗慧平　谭海玲　曾翠青

主　审
谈　平

序 一

  谈平主任是2004年由海南省人事劳动保障厅作为优秀人才引进到海南省中医院工作的。她在医院综合能力薄弱、肾病风湿病领域处于空白的情况下，从零开始默默耕耘，做出许多开创性工作，使海南省中医肾脏病诊疗水平有了长足进步。她是第六批全国老中医药专家学术经验继承工作指导老师及国家中医药管理局建设项目"谈平全国名老中医药专家传承工作室"导师。谈平主任始终不忘初心，踏实工作，不断进取，为海南省中医院的发展及海南省中医药事业的发展做出了突出贡献！2019年10月在医院建院60周年大会上被医院授予"特殊贡献奖"，2020年被认定为海南省领军人才。

  肾病是常见的慢性疾病，严重影响着患者的生活质量。中医药在肾病治疗中发挥着重要的作用，对于缓解症状，提高患者生活质量具有独特的优势。为了传承和弘扬中医药的精髓，谈平主任及她的传承弟子们广泛收集历年讲稿，精选临床医案，汇集而成此部《全国老中医药专家谈平肾病治验》。通过对谈平主任临床治验的介绍和分析，展示了中医药在肾病治疗中的丰富经验和独特优势。通过阅读本书，读者可以了解谈平主任这位中医名家在肾病治疗中的思路和方法，以及她在实践中总结出的宝贵经验。同时，本书也为肾病患者提供了康复指导，帮助患者更好地认识肾病，预防和治疗肾病。因此，我真诚地希望临床医生能够认真参详本书，从中汲取经验，不断丰富自己的知识，提高医疗水平。同时，我也希望读者能够将本书的精髓分享给身边的亲朋好友，让更多的人受益于中医药。愿更多的患者能够受益于中医药的神奇疗效，愿我们的中医药事业不断发扬光大！值此《全国老中医药专家谈平肾病治验》即将付梓之际，乐以为序。

国医大师　林天东

于癸卯冬末

序 二

谈平主任是国家中医药管理局第六批全国老中医药专家学术经验继承工作指导老师，海南省领军人才，海南省中医院肾病风湿科的奠基者和学科带头人，是国内享有盛誉的中医、中西医结合治疗肾病的医学专家。在多年的临床实践中，她坚持中医药特色治疗，逐步形成了益肾健脾、活血化瘀法治疗肾脏疾病的学术思想。在中医药的守正创新上勇于开拓，善于利用现代医学技术，将其融入中医药治疗肾脏及风湿性疾病的临床实践中去。她医术高超，医德高尚，深受患者和同行的尊敬。《全国老中医药专家谈平肾病治验》一书，汇聚了谈平主任数十年如一日的实践与思考，无疑是琼粤宝岛中医药事业蓬勃发展结出的硕果，是南海岐黄之星中一颗璀璨的明珠。

本书内容系统全面，几乎涵盖了中医肾病及风湿病治疗的各个方面。作者通过大量的病例分析，深入浅出地阐述了中医肾病治疗的原理和方法，为读者提供了实用的指导。谈平主任通过自己的实践，不仅让许多肾病患者重获健康，而且在治疗过程中不断探索、总结，形成了自己独特的理论体系。这种勇于探索、不断进取的精神，值得我们每一个人学习。

《全国老中医药专家谈平肾病治验》是一本非常值得一读的医学专著。它不仅为读者提供了实用的治疗方法和理论，更是在传承中医文化、弘扬中医精神方面做出了贡献。本书的出版将会使每一位读者能从中受益，将会对中医肾病治疗的发展产生影响，也将会为更多患者带来福音。

吾有幸先睹本书全文之精彩，感悟良深，其实用有效，对传承后学意义重大。值此书即将出版之际，乐以为序。

全国名中医　杨霓芝

于癸卯冬末

前　　言

  肾病和风湿病是常见的慢性疾病,影响着无数人的健康和生活质量。作为一名医生,我深知这两种疾病的治疗需要科学的理论指导,需要丰富的临床实践,更需要不断的探索和创新。这本临床经验集正是我在长期的临床实践中,结合传统中医理论和现代医学研究成果,不断探索、总结的结果。

  本书主题涵盖了中医肾病和风湿病的诊断、治疗、预防和康复等多个方面。通过深入浅出的方式,希望能帮助读者更好地理解这两种疾病,掌握有效的治疗方法,从而提高患者的生存质量。在这里,我要说明的是,我在医疗实践中深深体会到,在诊治过程中要充分体现对患者的人文关怀,可以在很大程度上改善患者的临床症状,从而促进患者的康复。

  我要特别强调的是,中医肾病和风湿病的治疗并非一成不变,需要不断地根据患者的具体情况进行调整和优化。因此,我希望读者们能够将这本专著作为参考,而不是教条的拿来主义。在实际的治疗过程中,还需要结合患者的具体情况,寻求个性化的治疗方案。

  最后,我要感谢所有支持和帮助这本临床经验集得以成书的同事、患者。没有他们的信任和支持,就没有这本书的诞生。我期待着通过本书,能够为中医肾病和风湿病的治疗做出一点贡献。

谈　平

2023 年 12 月

目 录

第一章　学术经验 ······ 001
　第一节　辨病与辨证相结合 ······ 001
　第二节　健脾培土以治水 ······ 005
　第三节　寒热平调治疗痹证 ······ 008
　第四节　小虫治大病——活用虫类药治疗慢性肾病及痹证 ······ 012
　第五节　大病重病后调摄注重益气养阴 ······ 017

第二章　肾系疾病临床治验及典型医案 ······ 020
　第一节　慢性肾小球肾炎 ······ 020
　第二节　肾小球性血尿 ······ 029
　第三节　肾病综合征 ······ 035
　第四节　IgA 肾病 ······ 043
　第五节　膜性肾病 ······ 049
　第六节　糖尿病肾病 ······ 055
　第七节　痛风性肾病 ······ 062
　第八节　尿路感染 ······ 068
　第九节　慢性肾盂肾炎 ······ 073
　第十节　慢性肾衰竭（CKD3-4期） ······ 080
　第十一节　围透析期综合征 ······ 088
　第十二节　血液透析并发症 ······ 092
　第十三节　腹膜透析并发症 ······ 099

第三章 风湿性疾病临床治验及典型医案 …………………… 106
　第一节 系统性红斑狼疮 …………………………………… 106
　第二节 类风湿关节炎 ……………………………………… 113
　第三节 强直性脊柱炎 ……………………………………… 119

第四章 相关杂病临床治验及典型医案 ……………………… 125
　第一节 尿频 ………………………………………………… 125
　第二节 腰痛 ………………………………………………… 131
　第三节 虚劳 ………………………………………………… 137

第一章 学术经验

第一节 辨病与辨证相结合

谈平从事中医临床与研究工作40余载,她深研中医经典,撷取诸家精华,验于临床实践,形成了自己独特的辨证思维和临证风格,在中西医结合治疗肾病及风湿病方面提出了许多创新性的学术观点,主要体现在以下几个方面。

一、宏观辨病,把握疾病演变规律

疾病是在病因作用和正虚邪凑的情况下,人体内出现的具有一定发展规律的正邪交争、阴阳失调的全部病变演化过程,具体表现为若干特定症状和各阶段相应的证候。辨病就是辨别疾病,辨病早于辨证。我国现存最早的医学理论巨著《黄帝内经》记载了300余种病名和治疗疾病的13首处方。这些处方多为单验方,如生铁落饮、泽泻饮之类,有汤、丸、酒、散等不同剂型,多是一病一方一药。到了汉代,对疾病的研究更细致、更全面,分类也更明确。如《金匮要略》是我国现存最早的一部研究杂病的专书,是治疗杂病的典范,被列为医方之祖。各篇以"某某病脉证并治"为标题,强调了辨病为第一的思想,而且每种疾病有专方专药进行治疗。继张仲景之后,明代医学巨著《万病回春》有"诸病主药"篇,即有专病专方记载;张介宾著有《景岳全书》,此书为后世中医内科学的样板。中医学重视辨病施治,长期以来积累了很多针对某种病的专属性有效方药,如治疗饮食积滞常用保和丸,治疗梅核气多用半夏厚朴汤,治疗胸痹用枳实薤白桂枝汤,治疗疟母用鳖甲煎丸,治疗肺痈用苇茎汤,治疗白喉用养阴清肺汤,治疗破伤风用玉真散等[1]。这些专病专方多来源于经方,是治疗相应病证的临床高效方、常用方。其他常用专病专药如治疗黄疸主用茵陈,治疗痢疾主用黄连、白头翁,治疗呕吐主用生姜、半夏,治疗血淋主用小蓟,治疗蛔虫症主用雷丸、乌梅,治疗疟疾主用常山、槟榔,治疗梅毒主用土茯苓等[1]。临证辨识病名,通识药性,因病选药,是组方的重要思路之一。

西医学传入中国后,极大地促进了中医学的发展和融合,为中医学的发展带来了机遇,也带来了挑战。它以现代解剖学、生理学、病理学、细菌学等为基础,运用现代科学知识和方法及科学仪器设备配合检查。西医辨病,实际上是对疾病进行诊断和鉴别诊断,辨病是在病因学、病理学、生理学、组织解剖学等基础上,充分地采集患者的病史、症状和体征以及实验室检查结果,做出相应的诊断及治疗,重于疾病病理变化全过程的认识,强调疾病固有的生理、病理变化规律。

二、微观辨证,明确疾病阶段差异

证是对不同疾病或疾病发展过程中某一阶段的病因病机所做的概括,相对于病而言,是疾病当前阶段的主要矛盾(或矛盾的主要方面),是当前阶段疾病本质的反映。与病的特异性不同,证往往具有共性,证是基础和主线。辨证是在中医学基本理论指导下,辨别各种疾病发展过程中不同阶段各种不同的证候。以研究疾病的发生、发展规律,认识疾病发生的病因病机及病变过程中的传变、转归以及脏腑气血之间的关系,立足整体观念,辩证地看待一切,强调个体的特异性,注重内在变化,对于疾病的整个变化过程做出辨证分析,从而得出论治的依据。辨证论治为中医理论的精髓,是中医诊治过程中很复杂的问题,它有一整套的理论体系。辨证论治综合考虑证候病机的病因、病位、病性、病势等诸要素,从整体上把握病证,有利于发挥方药的整体性。

因证组方是以疾病当时的综合反应状态为调节要点,综合考虑证候病机中的病因、病位、病性、病势等诸要素,在治法指导下,有主次地、有针对性地配伍用药[1]。例如,谈平治疗胸痹属心血瘀阻证,多用血府逐瘀汤加减以活血化瘀,通络止痛;属痰浊内阻证,多用瓜蒌薤白半夏汤加味以通阳泄浊,豁痰开结;属阴寒凝滞证,多以瓜蒌薤白白酒汤加味以辛温通阳,开痹散寒;属气阴两虚证,以生脉散合人参养荣汤以益气养阴,活血通络。另外,不少中药以治证为专长,如人参补脾肺之气而生津液,附子补火助阳而能温经逐寒,当归养肝血而能活血,熟地黄滋肾阴而能填精益髓,干姜温中暖脾而守中,牛膝活血而能逐瘀下行等,多为临证组方的常用辨证药味[1]。因证配伍强调把握疾病的阶段性矛盾,多环节和动态调节,是临床"异病同治"的基础,也是中医临证遣药组方中最常用、最有特色的一种模式。

三、病症结合,加快疾病向愈

谈平在多年的临证过程中,始终坚持中西医结合路线,认为"辨病"与"辨证"必须相结合才能让患者达到最好的预后。她认为辨病既包括中医的"辨病",也包括西医的"辨病",即"诊断",不同的疾病有其自身发展、变化的规律,因其不同的病因及发病机制,可表现出不同的临床特征和演变规律。临床诊治患者,首先需明确辨病,才能发现贯穿全过程的病因病机。例如,慢性肾炎是由多种原因引起的病理表现不同的原发于肾小球的一组疾病,病程长,临床以蛋白尿、血尿、水肿和高血压为主要特征,并常伴有肾功能损害,病情缓慢进展,可进入终末期肾衰竭。中医认为肾藏精气,是人体生命活动的根本。肾精充足,精气发挥正常功能活动,脏腑各司其职,则人体健康,保持正常生理状态。当肾的精气不足,则导致气化、封藏等功能失调,并产生水湿、湿热、瘀血等病理因素导致的相应病证,如慢性肾炎的水肿、蛋白尿、血尿、肾功能损害等。致病因素包括先天不足、房劳过度、饮食不节、情志失调等内在因素,也包括风邪外袭、湿毒浸淫、湿邪侵袭、药毒伤肾等外在因素。谈平认为慢性肾炎的本质在于气虚,先天肾气不足,或脾虚气血生化乏源,久病及肾,导致肾气亏虚,气虚卫外不固,外邪趁机入侵而发病。故临床上慢性肾炎患者,尤其以蛋白尿为主要表现者,谈平常给予大剂量黄芪为主药,再结合不同兼症及舌脉表现进行辨证论治。本虚需辨明偏于肺虚、脾虚还是肾虚,是气虚、阴虚还是阳虚;然后再辨是否邪实兼夹,如瘀血、湿邪、浊毒、热邪等,分别给予相应方药治疗。

再如慢性肾衰竭是多种原发或继发性肾脏疾病晚期的共同归宿,是一组以进行性肾单位毁损而使肾脏的排泄功能、内环境稳定功能和内分泌功能等障碍为特征的临床综合证候。久患肾病,肾元虚衰,湿浊内蕴是其根本病机,感受外邪、饮食不当、劳倦过度、药毒伤肾等常常是其诱发及加重因素。病位主要在肾,涉及肺、脾(胃)、肝、心等脏腑,基本病机为肾元虚衰,浊毒内蕴。其病理性质乃本虚标实,本虚以肾元亏虚为主,标实以水气、湿浊、湿热、血瘀、肝风为多。基于此病因病机理论,临床辨证论治时先明辨虚实,分清脾肾气虚、阳虚、气阴两虚还是肝肾两虚、阴阳两虚,再辨是否存在实邪,如湿浊、湿热、水气、瘀血、风动等。谈平认为本病在辨病明确的前提下,根据肾脏具有排泄功能、稳定内环境功能和内分泌功能等生理机制,就能推断出在疾病的不同阶段可能出现的临床表现,判断病情,推断预后。本病肾气亏虚贯穿始终,再结合患者临床表现分别进行辨证论治,就能更贴合病机本质,取得更好的疗效。

又如论治膜性肾病,它是肾病中比较有特征性,治疗又相对棘手的一种病理类型。膜性肾病是组织学诊断名称,是成人肾病综合征常见的病理类型之一,是最为典型的免疫复合物型肾小球肾炎,临床以水肿、大量蛋白尿为主要临床表现。其病因病理主要是由抗原物质(自身或外来)刺激机体产生相应的抗体,抗原-抗体结合形成的免疫复合物沉积在肾小球上皮细胞下或基底膜外侧,激活补体,引发复杂的免疫反应,形成膜攻击复合物。激活的细胞因子使肾小球基底膜细胞外基质成分改变,引起基底膜弥漫性增厚、破坏、负电荷丢失,肾小球基底膜通透性增加,导致大量蛋白漏出,而大量蛋白尿又进一步加重了肾小球损害。西医学研究发现,膜性肾病易出现血栓、栓塞等并发症,如肾静脉血栓、下肢静脉血栓及肺栓塞,发生率为 $10\% \sim 60\%$。另外,长期免疫治疗造成的免疫耐受以及高血脂、感染、营养不良等多种并发症的存在,是该病成为难治性肾病的主要原因。膜性肾病当属中医"水肿""尿浊"范畴。谈平认为膜性肾病患者病性也属本虚标实,以脾肾气虚为本,标实以瘀血为主,伴有湿邪为患。故谈平在治疗膜性肾病过程中非常注重活血化瘀的治疗,常选用红花、水蛭、地龙等药。另外,谈平认为膜性肾病患者在接受激素治疗前后以及激素减量后,中医证型会出现较大的变化,主要表现为激素使用过程中有明显的热邪内蕴表现,如痤疮、发热、舌红等,伴易饥、睡眠差等阳气亢盛之象,考虑与激素属于纯阳温燥之品有必然的关系。

综上,谈平认为在疾病诊疗过程中,坚持辨病与辨证相结合,能更客观、更准确立足病机,精准用药,从而收到较好的临床疗效。

参考文献

[1] 谢鸣,周然.方剂学[M].2版.北京:人民卫生出版社,2012:36.

(董金莉,吴东明)

第二节 健脾培土以治水

肾性水肿是由各种原发或继发性肾脏疾病所导致的肾脏功能障碍,主要引起体内水液停留、泛滥肌肤的一种凹陷性水肿,以肾小球肾炎、慢性肾衰竭、肾病综合征等最为多见。初期以眼睑及颜面部水肿为主,加重期累及下肢及全身,甚至出现胸腔积液、腹水。《诸病源候论·水肿病诸候》说:"脾虚又不能制水,故水气盈溢,渗液皮肤,流遍四肢,所以通身肿也。令人上气,体重,小便黄涩,肿处按之随手而起是也。"《证治汇补·水肿》归纳总结了前贤关于水肿的治法,认为治水肿之大法:"宜调中健脾,脾气实,自能升降运行,则水湿自除,此治其本也。"谈平在前人的基础上,总结多年的临床实践经验,认为治疗水肿当从脾论治,健脾培土以治水。

一、病因病机

水肿的发病主要责之于肺、脾、肾三脏,人体水液的正常输布与排泄主要依靠肺、脾、肾的相互作用,并与三焦、膀胱的气化作用密切相关。《素问·经脉别论》云:"饮入于胃,游溢精气,上输于脾,脾气散精,上归于肺,通调水道,下输膀胱,水精四布,五精并行。"指出津液生成与输布依赖于脾之运化,肺之通调及肾之蒸腾气化。脾居中焦,为水液气机输布枢纽,脾虚运化失调,则水谷精微不能输布,水湿不得运行而停蓄。中医内科学亦指出水肿是指因感受外邪,饮食失调,或劳倦过度等,使肺失宣降通调,脾失健运,肾失开合,膀胱气化失常,导致体内水液潴留,泛滥肌肤,以头面、眼睑、四肢、腹背,甚至全身浮肿为临床特征的一类病证[1]。《素问·至真要大论》说"诸湿肿满,皆属于脾",脾喜燥恶湿,脾旺则能胜湿制水。《景岳全书·肿胀》云:"水唯畏土,故其制在脾。"在水肿的整个病程中,"其制在脾"尤为关键。脾为后天之本,运化一身之水谷精微,脾土温燥,方能健运、转输、制水;脾土虚弱,土不制水,水液泛溢,而成水肿。脾虚是水肿病机的关键。

二、健脾培土为水肿治本之法

五行以脾属土,肾属水,故常称脾土、肾水;《素问·逆调论》有:"肾者水藏,主津液。"《素问·上古天真论》"肾者主水,受五脏六腑之精而藏之","土"

养万物,肾之精气依赖水谷精微的滋养,脾土也能协助肾之封藏。谈平认为健脾培土是水肿治本之法。

(一)健脾培土,温阳化气

脾喜燥而恶湿,脾虚水湿浸渍。久居湿地,或冒雨涉水,水湿之气内侵;或平素饮食不节,过食生冷,均可使脾为湿困,而失其运化之职,致水湿停聚不行,潴留体内,泛滥肌肤,发为水肿。症见全身水肿,按之没指,小便短少,身体困重,胸闷腹胀,纳呆,泛恶,苔白腻,脉沉缓,起病较缓,病程较长。治宜健脾培土,温阳化气,方用五苓散。五苓散方由茯苓、白术、桂枝、猪苓、泽泻五药组成。猪苓、茯苓、泽泻导水下行,通利小便;白术甘温健脾,助脾运湿;桂枝辛温,通阳化气以行水,并兼以解表。五药合用有温阳、化气、利水、健脾之功效。利水以去水邪停蓄之标,温阳以治水饮内停之本,健脾则取五行相克制化之理,培中土以制停水。初则感冒,继则出现浮肿者,可在五苓散中加入宣肺解表药,如防风、苏叶、桔梗、杏仁之属;表解后,则加入益气透表药,如黄芪、僵蚕之属。临床表现大量蛋白尿者,合用当归补血汤。水肿明显者,可合用五皮饮或防己茯苓汤。

(二)健脾培土,脾肾同治

脾阳虚衰证与肾阳虚衰证往往同时出现,而表现为脾肾阳虚,水湿泛滥。肾阳虚衰,火不暖土,则脾阳也虚,土不制水,则使水肿更甚。脾肾阳虚则肾不主水,脾不制水,水湿不化而为病。症见全身浮肿,腰以下为甚,按之凹陷不起,心悸,气促,腰部冷痛酸重,尿量减少,畏寒肢冷,精神萎靡,面色㿠白或晦暗,舌质淡胖,苔白,脉沉细或沉迟无力。治疗上健脾与温肾两法常同时并进,温肾以助肾化气行水,健脾培土以治水,方用黄芪真武汤。真武汤由附子、茯苓、白术、白芍、生姜组成,其功效为温阳利水。真武汤以附子为君药,本品辛甘性热,用之温肾助阳以化气行水,兼暖脾土以温运水湿。臣以茯苓利水渗湿,使水邪从小便去;白术健脾燥湿。佐以生姜之温散,既助附子温阳散寒,又合苓、术宣散水湿,白芍阴柔以制附子之燥。阳虚势必气虚,水泛又损伤阳气。因此,在原方中常加入大剂量黄芪益气,使全方益气温阳利水,较之原方更为完善。亦可加入桂枝,合成苓桂术甘汤,增强温通效应。

(三)健脾培土,益气升阳

脾胃气虚,清阳不升,湿郁生热而致脾胃湿热,症见轻度浮肿,体重倦怠,面色萎黄,纳差,口苦口干,肠鸣便溏,尿少,舌淡,苔薄黄,脉弱。治当健脾培土,益气升阳,兼清湿热,方用升阳益胃汤加减。升阳益胃汤出自《内外伤辨惑论》,重用黄芪,并配伍人参、白术、甘草补气健脾培土;柴胡、防风、羌活、独活升举清阳,祛风除湿;半夏、陈皮、茯苓、泽泻、黄连除湿清热;白芍养血和营,以收肺气,并节制风药的辛燥。适用于脾胃气虚,清阳不升,湿郁生热之证。

（四）健脾培土,气阴双补

患者若表现为脾虚为主,肺气不足,兼夹湿邪,则常以参苓白术散为主,如《丹溪心法·水肿》曰:"水肿因脾虚不能制水,水渍妄行,当以参、术补脾,使脾气得实,则自健运,自能升降,运动其枢机,则水自行。"患者症见轻度浮肿,四肢无力,易感冒,形体虚羸,饮食不化,或吐或泻,胸脘痞塞,面色萎黄,苔白腻,脉虚缓。治脾者,补其虚,除其湿,行其滞,调其气而已。参苓白术散以人参、扁豆、甘草甘补脾胃;白术、茯苓、山药、莲肉燥渗利湿;砂仁辛香醒脾;桔梗宣肺,以利脾气通达。病情反复,易感冒者,加玉屏风散治之,既能促进体质恢复,又可防止感冒。健脾培土不惟健脾益气,若兼脾阴不足,还当重视健脾养阴。脾阴不足也是中土失于统运的主要机因。脾之阴阳互为其用,无阳固不能运,无阴亦无以化。脾阴不足则纳谷不香,形体虚羸,口渴不甚欲饮。此时当气阴双补,补脾阴当选黄精、山药、扁豆等清润之品。

（五）健脾培土,益气活血

水肿日久,瘀血阻滞,其治疗在健脾培土的基础上,常配合活血化瘀法,取血行水亦行之意,常用丹参、泽兰、桃仁、红花、水蛭等。谈平经过多年的临床实践,摸索总结出经验方黄龙红蛭汤,由黄芪、地龙、红花、水蛭组成,益气活血,标本兼顾。方中黄芪大补元气,利水消肿;地龙、红花、水蛭活血化瘀。现代药理研究表明,黄芪具有降低血脂、降低血小板黏附率、减少血栓形成的作用,能促进血液流动,增加肾血流量及利尿,改善因高凝状态所致的肾小球损害,促进肾功能恢复;还可通过促进肝细胞生长因子的表达而抑制转化生长因子β1(TGF-β1)的表达,减轻氧自由基的损伤,增加超氧化物歧化物的活性,还有钙离子拮抗剂的作用,含有的微量元素硒对肾小球基底膜的电荷和机械屏障均有保护作用,从而降低尿蛋白,保护肾功能[2]。水蛭、红花、地龙均有抗凝血、促纤溶作用,抑制血小板凝集。

参考文献

[1]马雪莉,马鸿斌,魏锦慧,等.培土制水法治疗肾性水肿的理论基础[J].实用中医内科

杂志,2021,35(10):50-52.
[2] 谈平,陈理霞,曾翠青,等.自拟黄龙红蛭汤配合西药治疗糖尿病肾脏疾病的临床研究[J].世界中西医结合杂志,2010,5(6):505-507.

（段小军，董金莉）

第三节　寒热平调治疗痹证

谈平在风湿痹证诊疗方面临床经验丰富,尤其对顽固性关节疼痛或关节疼痛反复发作,有其独特的见解和诊疗思路。

痹证是由于风、寒、湿、热等外邪侵袭人体,闭阻经络,气血运行不畅所致的,以关节、肌肉、筋骨疼痛,肿胀,麻木,关节屈伸不利,甚至关节僵硬、畸形为主要表现的病证。西医的类风湿关节炎、强直性脊柱炎、系统性红斑狼疮、风湿热、骨关节炎、骨质疏松症、痛风等疾病,因其影响骨、关节及其周围软组织(如肌肉、滑囊、肌腱、筋膜、神经等)而表现为局部疼痛麻木症状者,均可以按中医痹证进行辨证论治。痹证是临床上的常见病、多发病,严重影响着人们的生活质量。谈平认为顽固性关节疼痛或关节疼痛反复发作患者,临床上单纯的寒证或热证较为少见,往往以寒热错杂见证为主,故寻常"寒者热之,热者寒之"的治疗方法均难达到理想效果,在对此类患者施治时多用寒热平调法,桂枝芍药知母汤是常用方剂。谈平"寒热平调治疗痹证"理念主要体现为以下几个方面。

一、寒热平调——看病邪性质

《素问·痹论》根据邪气的偏胜,将痹证分为行痹、痛痹、著痹。"风、寒、湿三气杂至,合而为痹也。其风气胜者,为行痹;寒气胜者,为痛痹;湿气胜者,为著痹也。"《济生方》曰:"痹之为病,寒多则痛,风多则行,湿多则著,在骨则重而不举,在脉则血凝而不流。"谈平认为外感风、寒、湿邪或长期处于寒冷潮湿的环境,导致患者体内出现寒湿之邪,可引起四肢肌肉酸痛沉重、关节屈伸不利、僵硬麻木,并且在阴雨天气时加重不适症状。若寒湿之邪困于中焦,则会导致脾胃功能受损,影响水液运化而形成痰浊;体内阳气不足时,寒湿之邪亦可直接凝结成痰,阻碍经络运行,使局部组织失去营养和血液供应,因此,会出现肢体关节肿胀的现象。谈平认为在治疗痹病时,既要考虑到体内的阴阳平衡,又要考虑到病邪的性质,通过调和阴阳,驱除病邪,达到治疗痹病的目的。

二、寒热平调——看病机转化

谈平认为痹病的病理基础是痹阻不通,清代李用梓在《证治汇外·痹证》明言"闭塞不通,谓之痹",所以最易产生疾病变化的就是郁而化热,加之祛风湿药多属辛苦温燥,而痹证多属慢性疾病,在长期温热性药物治疗过程中,易致燥热伤阴。因此,无论是未热防热,还是已热清热,配伍寒凉药都有重要意义,是传统中医药学"治未病"思想在痹证治疗中的具体体现。寒痹方中配伍寒药,一方面可防止蕴邪化热,另一方面又能监制温燥伤阴;而热痹方中配伍热药,既可增强祛湿通痹作用,又能防止寒凉凝络的副作用[1]。

三、寒热平调——看治法方药

谈平在诊治时多用寒热平调法,常用桂枝芍药知母汤。桂枝芍药知母汤是治疗"痹证""历节病"的经典方剂,出自汉代张仲景《金匮要略·中风历节病脉证并治》:"诸肢节疼痛,身体尪羸,脚肿如脱,头眩短气,温温欲吐,桂枝芍药知母汤主之。"方药组成:"桂枝四两,芍药三两,甘草二两,麻黄二两,生姜五两,白术五两,知母四两,防风四两,附子二枚(炮)。"本方具有祛风除湿,温经散寒,滋阴清热之功效,主要用于治疗风、寒、湿痹日久,渐次化热伤阴之风湿历节。临床表现为多关节疼痛、肿大或变形,并有身体逐渐消瘦,头晕目眩,气短,时时泛恶欲吐等全身症状。该方由桂枝汤、麻黄汤、甘草附子汤等经方化裁而成[2],方中所含药物仅九味,却极尽配伍之妙,寒热并用,扶正祛邪,兼顾表里虚实,调和营卫,为治疗肢节痹病的代表方剂。

方中桂枝,性味辛温,能散风寒之邪,温通经络而开痹,《本草经疏》载其主"风痹骨节挛痛"。现代药理学研究证实[3],桂枝中含有的挥发油成分,具有较强的镇痛、解热作用,其复方制剂镇痛作用更强。除此之外,桂枝还有一定的抗炎、抗变态反应作用。芍药味苦、酸,性微寒,归肝、脾经,能养阴活血,濡养筋脉,《神农本草经》言其"除血痹,破坚积"。现代药理研究证明,白芍有护肝、升压、解痉以及较强的镇痛作用,白芍总苷[4]通过抗炎、镇痛及免疫调节起到抗风湿作用。麻黄辛温,可发散寒邪,祛除表湿,使寒散血活,积聚自破,《药性论》谓之能"治身上毒风顽痹,皮肉不仁"。现代药理学研究证明[5],麻黄具有发汗、利尿、解热、抗炎的作用。白术甘温,可健运脾气,培固中土,以祛湿除痹,益气生肌,李杲言其能"去诸经中湿而理脾胃"。知母清热以治下焦之火,其降火亦滋阴的特点非常适用于肢体痹痛,证属阴血亏虚或风湿热痹者。现代药理学研究表明[6],知母具有抗炎、抗氧化、清除自由基、免疫调节等作用。防风味辛、甘,性微温,主大风,可祛一身之风邪,燥脾而除湿,清利关节之风湿而疗骨节痹痛,因其祛风胜湿散寒的作用被视为祛风湿、止痹痛的常用药。《本草汇言》谓之:"防风,散风、寒、湿痹之药也,故主诸风,周身不遂,骨节酸痛,四肢挛急,痿躄痫痉等证。"附子辛温大热,可温阳散寒除湿,通行十二经,因其热性较重,走而不守,可以温通经络的特性而被常用于治疗风、寒、湿痹,尤其是寒邪偏盛的证型。甘草味甘,性平,具有补脾益气,祛痰止咳,缓急止痛,清热解毒以及调和诸药的作用,因其"甘能缓急"的特性,能治疗阴血不足造成的四肢挛急疼痛。

谈平极为推崇该方的药物配伍。桂枝与芍药配伍,一散一收,调和营卫;桂枝与麻黄配伍,开泄腠理,祛风散寒除湿,温经通络;芍药与附子配伍,温壮阳气,养血和营,且芍药可兼制桂、附之燥热;芍药与甘草配伍,酸甘化阴,缓急止痛;桂枝、芍药、生姜、甘草合用,调和营卫,顾护胃气;麻黄、防风助桂枝发散风寒之邪,通阳解表;麻黄与白术配伍,以白术牵制麻黄、桂枝发汗之力,而兼解在表寒湿之邪,变峻汗为微汗,而达风、寒、湿俱去之目的。白术善去里湿,麻黄善除表湿,同时两药皆有除湿之功,相伍可行表里之湿。正如喻嘉言所说:"麻黄得术,虽发汗而不致过汗;术得麻黄,能并行表里之湿。"防风、白术除一身之湿,散一身风邪;知母、芍药滋阴清热,和营行痹,以佐制全方过于温燥,又能清除因病久风、寒、湿邪郁而化热之内热。知母与附子配伍,引阳入阴,温经散寒,消肿止痛;附子与麻黄配伍,温阳散寒,利水消肿;麻黄、桂枝、附子温经散寒止痛;生姜、甘草和胃调中。诸药合用,阴阳气血同调,共奏温阳行痹,散寒祛湿,养阴清热,祛风通络,调和营卫之功效。桂枝、麻黄温散寒湿于表,白术、防风、制附子助阳除湿于里,白芍、知母和营行痹于里,为本方寒热兼顾之精义。全方祛邪而不伤正,温阳而不伤津,养阴而不碍阳,有寒热、表里、阴阳兼顾之妙[7]。

清代吴谦在《医宗金鉴》论桂枝芍药知母汤时说:"用桂枝芍药知母汤者,以壮阳气,散寒湿为急也。故方中桂枝、芍药倍于麻黄、防风,加白术、附子,其意重在温行阳气,次在散寒湿也,多用生姜,因其呕吐,更佐知母、甘草者,以其剂过辛热,兼制之也。"《沈注金匮要略》谓之:"此久痹而出方也,乃脾、胃、肝、肾俱虚,足三阴表里皆痹,难拘一经主治,故用桂枝、芍药、甘、术调和营卫,充益五脏之元;麻黄、防风、生姜开腠行痹而驱风外出;知母保肺清金以使治节;《经》谓风、寒、湿三气合而为痹,以附子行阳燥湿除寒为佐也。"

现代研究认为桂枝芍药知母汤除了镇痛抗炎外,还从抗骨损伤、诱导滑膜细胞凋亡两方面共同发挥作用[8],对类风湿关节炎、痛风性关节炎及骨性关节炎等疗效尤其显著。该方可通过调控软骨细胞的增殖、分化与凋亡,缓解关节软骨破坏情况,同时也可以缓解软骨细胞凋亡产生的内毒素诱发的脂多糖反应,对TLR信号通路的转导有抑制作用[9],能缓解关节的炎症反应,显著改善患者临床症状[10,11]。

四、寒热平调——看日常调护

"寒热平调"强调平衡身体的寒热,使身体达到最佳的生理状态。谈平认为对于寒热平调的日常调护主要包括:① 调整作息:保持充足的睡眠,避免熬夜,因为熬夜会加重身体的负担,使得身体寒热失衡。② 调畅情志:保持愉快的心情,避免过度的压力和焦虑,这些都会影响到身体的寒热平衡。③ 调节饮食:饮食要规律,荤素搭配,均衡营养,少吃冷饮及冰淇淋等食物,多喝温开水,可适当饮用红糖姜水,注意腹部保暖。④ 适当运动:适量的运动可以增强身体的免疫力,提高身体的抵抗力,有利于身体的寒热平衡。⑤ 按摩:经常按摩太冲,用拇指指尖垂直由下往上揉按,可以促进身体的血液循环,促进寒热平衡。⑥ 注意保暖:尤其是在寒冷的季节,要做好保暖措施,防止身体受寒,影响寒热平衡。

参考文献

[1] 秦林,彭欣.论寒热配伍在痹证治疗中的意义[J].中国中药杂志,1999,24(2):112-114.
[2] 谭川川,肖靓宜,张文兴.张仲景运用桂枝组方治疗痹证探析[J].江苏中医药,2017,49(4):10-11.
[3] 孙建宁.中药药理学[M].北京:中国中医药出版社,2006:30.
[4] 郑辉.白芍总苷的抗风湿药理作用[J].浙江中西医结合杂志,2008,18(8):520.
[5] 丁丽丽,施松善,崔健.麻黄化学成分与药理作用研究进展[J].中国中药杂志,2006,31(20):1661-1664.
[6] 王颖昇,郭宝林,张立军.知母化学成分的药理研究进展[J].科技导报,2010,28(12):110-113.

[7] 曲道炜,朱辉,艾华.桂枝芍药知母汤方证证析[J].辽宁中医药大学学报,2015,17(8):90-92.
[8] 黄聪,彭伟,牟茂婷,等.基于"肢节瘅病"的桂枝芍药知母汤的现代药理作用探讨[J].时珍国医国药,2019,30(4):949-950.
[9] 胡雨峰.桂枝芍药知母汤对CIA模型大鼠Toll样受体信号转导通路的作用和机制研究[D].南京:南京中医药大学,2012.
[10] 章晓云,李华南.网络药理学结合分子对接技术揭示桂枝芍药知母汤治疗痛风性关节炎的潜在分子机制[J].中国组织工程研究,2022,26(2):245-252.
[11] 王永辉,房树标,李艳彦,等.桂枝芍药知母汤对尿酸钠诱导的大鼠巨噬细胞Toll-MyD88信号通路炎性信号表达的影响[J].中医学报,2017,32(5):784-788.

（董金莉,段小军,张洞于）

第四节 小虫治大病——活用虫类药治疗慢性肾病及痹证

"虫"字在古代是作动物的总称,如《大戴礼记》云："禽为羽虫,兽为毛虫,龟为甲虫,鱼为鳞虫,人为裸虫。"《周礼》有"五药"之说,玄注"五药者,草、木、虫、石、人也"[1]。虫类药是动物类药的别称,是指药用动物的干燥全体,除去内脏的动物整体或部分,动物的分泌物、排泄物、生理或病理产物以及虫类加工品。中医对虫类药的应用历史悠久,早在4 000多年前,甲骨文中就记载了蛇、麝、犀牛等40余种药用动物,《五十二病方》记载了动物药54种,成书于秦汉时期的《神农本草经》记载了动物药67种,明代《本草纲目》中收载动物药461种,使虫类药的应用得到了空前的发展。从功效上来讲,虫类药多具有攻坚破积,或软坚散结、活血祛瘀、行气和血、宣风泄热、搜风解毒、息风定惊等功用。唐容川《本草问答》"动物之功利,尤甚于植物,以其动物之本性能行,而且具有攻性",指出了虫类药的特性,认为功效非一般植物药所能比拟[2]。叶天士认为虫类药"飞者升,走者降,有血者入血,无血者行气,灵动迅速,以搜剔络中混处之邪"[3]。《临证指南医案》中"风湿客于经络,且数十年之久,岂区区汤散可效","邪留经络,须以搜剔动药","藉虫蚁血中搜逐,以攻通邪结"。吴鞠通有言"以食血之虫,飞者走络中气血,走者走络中血分,可谓无微不入,无坚不破"。

谈平医理深厚,医药双修,对药物的应用可谓炉火纯青,结合近现代名家经验,在临床诊疗过程中加以应用、总结,形成了自己的风格。她认为虫类药为血肉有情之品,其性攻逐走窜、搜剔疏利、通经达络,能活血破积、补益肾虚、收敛固涩、搜风通络等;又与人类体质比较接近,容易吸收和利用,效用佳良而可靠,能起到挽澜之功,乃草木、矿石之类所不能比拟。故在诊治肾病及风湿病过程中,常选用虫类药,如蝉蜕、水蛭、地龙、全蝎、蜈蚣等,灵活选择,剂量不大,但临床收效显著,且兼具安全性。

谈平常用蝉蜕散风除热,治疗慢性肾炎蛋白尿及紫癜性肾炎患者。《素问》中提出了"风水""肾风"的概念,阐述了风与肾病有着千丝万缕的关系,肾脏病在急性发病或慢性期加重时常表现为风水证,临床表现为眼睑及头面浮肿,继则四肢及全身浮肿,风邪入里,肾络受伤,风性开泄,精微不固,可以形成蛋白尿[4]。现代研究发现,风邪伤肾是慢性肾炎的发病和进展的重要原因之一[5]。这是谈平用蝉蜕治疗慢性肾病的理论基础。蝉蜕即蝉衣,咸、甘、寒,无毒,入肺、肝经;能散风除热,利咽,透疹,退翳,解痉,下胞胎,通乳汁,杀疳虫,治瘾疹;可用于风热感冒,咽痛,喑哑,麻疹不透,风疹瘙痒,目赤翳障,惊风抽搐,破伤风。蝉蜕轻扬,善祛风热,为驱风散热之品。本品配薄荷,散风热,透疹止痒,平肺、肝,退翳定惊;治风热痒,麻疹透发不畅,角膜云翳。配胖大海,疏风止喉痒,宣肺开喑;治肺热喑哑,咽喉干痒。现代药理研究认为,蝉蜕具有抗惊厥、镇静、抗过敏、免疫抑制等作用。国医大师朱良春用蝉衣治急性肾炎,根据张仲景"腰以上肿,当发汗乃愈"之旨,在温肾气、化浊水外,重在宣肺之邪风,发肺之滞气,用大剂量蝉衣,再配以前胡,使升降基本平衡,手太阴肺经郁滞之气能消,宣发之气得长,而达恢复通调水道之目的。蝉衣与前胡的用量为10∶3。若有胸满喘息者,用蝉衣配甜葶苈,取其泻肺水,下肺气,有除满止喘之功。另外,蝉蜕还可用于过敏性紫癜。过敏性紫癜反复发作,难以速愈,与湿热胶结,内伏血分,夹感时令风邪密切相关。具有疏表散风泄热之蝉衣与天虫为主药,对风热夹湿,壅遏肌表,内伏血分之紫癜能透而达之,泄而清之。现代药理研究表明,蝉衣具有类皮质激素样作用,而无激素样副作用[6]。蝉蜕、僵蚕能抑制肾脏组织中 Toll 样受体 4(TLR4)、诱导型一氧化氮合酶(iNOS)、内皮素 1(ET-1)及转化生长因子 β1(TGF-β1)的过度表达,从而抑制肾小球系膜细胞的增殖,减轻系膜基质的积聚,起到免疫抑制及抗凝的作用,使肾脏病理得到改善,尿蛋白减少[7-9]。

水蛭、地龙是谈平常用于慢性肾病治疗过程中的药对。水蛭别名蚂蟥,始载于《神农本草经》,性咸、苦、平,归肝、膀胱经,功能破瘀通经,用于腹部肿块,血瘀经闭。配桃仁、虻虫能破血通经,祛瘀止痛,可用于治疗脐腹痛,血瘀痛经;配大黄能破血逐瘀,通经坠胎,可用于治疗积聚,血瘀闭经,蓄血腹疼。《本草经百种录》谓水蛭最喜食人之血,其性又迟缓善入,迟缓则生血不伤,善入则坚积易破,借其力以攻积久之滞,百利而无害也。张锡纯云:"凡破血之药,多伤气分,惟水蛭味咸专入血分,于气分丝毫无损。且服后腹不觉疼,并不觉开破,而瘀血默消于无形,真良药也。"现代药理研究认为,水蛭唾液中的水蛭素是一种抗凝血物质,不受热或乙醇之破坏,能阻止凝血酶对纤维蛋白原之作用,阻碍血液凝固。20 mg 水蛭素可阻止 100 g 人血之凝固。水蛭还可分泌一种组织胺样物质,因而可扩张毛细血管而增加出血。水蛭的醇提取物抑制血液凝固的作用强于虻虫、桃仁等。现代药理研究显示,水蛭可下调 NF-κB、MMP-2、Fas、FasL mRNA 的表达水平,抑制肾小球系膜细胞增生,从而抑制肾脏细胞凋亡,保护肾脏功能[10]。地龙别名蚯蚓,味咸,性寒,功能清热,定惊,平喘,通络。可用于高热狂躁,惊风抽搐,风热头痛,肢体麻木,半身不遂,关节红肿疼痛,小便不利,支气管哮喘和高血压症。配甘草、紫菀能清热化痰,止咳平喘;治肺热燥咳,哮喘咳痰,支气管炎。配僵蚕、胆南星能通经络,止痉挛,祛风湿,除麻痹;治经络不通,风湿痹痛,关节红肿,肌肤麻木。现代药理研究认为,地龙有抗组织胺的作用,对多数动物有缓慢、持久的降压作用。地龙浸剂对豚鼠实验性哮喘有平喘作用,适量可使离体蛙心心跳增强,动物实验有解热、镇静、抗惊厥作用。且现代药理研究显示,地龙、乌梢蛇能抑制肾脏组织中 TLR4、TGF-β1 的过度表达,从而抑制肾小球系膜细胞增生,减轻炎症反应,减少蛋白尿[11]。

谈平认为水蛭与地龙配伍能通过不同途径起效,增强活血化瘀功效。她认为慢性肾病病程冗长,病势缠绵,病情错综,病程中始终存在瘀血病机,慢性肾病早期瘀血的形成往往是由于湿热蕴结、气机郁滞、痰饮内停以及毒邪盘聚,导致血脉运行不畅所致;到了疾病后期,由于阴阳亏损、气血耗伤、气(阳)虚则帅血无力,阴虚则血黏而凝,血虚则脉空行涩而致瘀血。故谈平在慢性肾病诊疗过程中,将活血贯穿始终,用水蛭配伍地龙作为核心药物,制定了自拟方黄龙红蛭汤,用于慢性肾病诊疗,开展了一系列的临床及试验研究,取得了一定的成果。

谈平在临床观察中发现糖尿病肾病患者瘀血病机尤为明显,使用水蛭、地龙临床优势尤甚。现代研究亦发现,水蛭、地龙、土鳖虫等可以通过改善血流动力学、抗氧化、调节细胞因子、降低细胞因子外基质、抑制肾小球系膜细胞增殖等途径延缓糖尿病肾病的发生与发展[12]。水蛭素[13]能增加高糖环境下足细胞顶膜区足细胞标记蛋白、肾小球上皮细胞蛋白1表达，从而保护足细胞，维持肾小球滤过屏障，减少尿蛋白，延缓肾脏病进展。

另外，慢性肾脏病患者长期治疗易焦虑不安、情绪波动，导致依从性降低。谈平常用黄芪、红花配伍水蛭、地龙四味药制成颗粒制剂，充分发挥中医药"简、便、廉、验"的特点和优势，减轻患者经济及思想负担，提高依从性，便于患者长期坚持服用，达到更好的预后。

除蝉蜕、水蛭、地龙广泛应用外，谈平在治疗慢性肾病过程中还应用其他多种虫类药物。她认为慢性肾病累及多脏多腑，导致机体气血阴阳不足或虚衰，其证"本虚标实"。西医诊疗过程中免疫抑制剂的使用导致患者免疫力低下，故慢性肾病患者易感染、易复发、易加重。且长期激素的使用导致骨质疏松并发症，故谈平还常用其他虫类药，如用鹿茸补肾壮阳；龟板滋阴潜阳，补肾健骨；鳖甲滋阴潜阳，软坚散结；蛤蚧补肺益肾；桑螵蛸固精缩尿；龙骨、牡蛎平肝潜阳，重镇安神等。

全蝎、蜈蚣是谈平常用于痹证诊治的药味。谈平诊治痛风、类风湿关节炎、强直性脊柱炎等表现为痹证的患者，辨证及辨病相结合，取得良好的临床疗效。在痹证诊治过程中，疼痛重者多用蜈蚣以通络止痛，麻木重者多用全蝎。全蝎别名全虫，性味辛、平，有毒，归足厥阴经。功能息风镇痉，攻毒散结，通络止痛。用于治疗小儿惊风，抽搐痉挛，中风口㖞，半身不遂，破伤风症，风湿顽痹，偏正头痛，疮疡瘰疬。全蝎配蜈蚣可祛风通经络，攻毒散结滞，用于治疗破伤风症，惊痫抽搐，中风口㖞，肢体麻木，瘰疬疮毒。全蝎配黄芪、金银花可益气托疮收口，清热散结解毒，用于治疗痈疽不敛，瘰疬溃脓。全蝎味辛，性善走窜，引风药直达病所，又能通络止痛，用于风湿顽痹、头痛、腹痛、疝气痛等证。现代药理研究认为，全蝎具有抗惊厥、镇痛等作用，对动物皮肤或内脏痛均有显著镇痛作用，蝎尾镇痛作用比蝎身强约5倍。蜈蚣始载于《神农本草经》，性味辛、温，有毒，入肝经。功能息风镇痉，攻毒散结，通络止痛。可用于治疗小儿惊风，抽搐痉挛，中风口㖞，半身不遂，破伤风症，风湿顽痹，疮疡，瘰疬，毒蛇咬伤。蜈蚣配僵蚕、全蝎可祛风止痉，用于治疗破伤风，热病痉挛，抽搐和角弓反张。蜈蚣配朱砂可祛风止痉，镇静定神，用于治疗惊痫抽搐，小儿惊风。蜈蚣配甘草可攻毒治痈肿疮疡，散结疗瘰疬结核，用于治疗疮疡不愈，瘰疬溃脓,蛇虫咬伤。现代药理研究认为,蜈蚣具有止痉、抗惊厥作用。蜈蚣是一味功效多样性的药物,既能息风定痉,搜风通络,又能开瘀解毒,消肿缓痛,尚有益肾壮阳,振奋精神之功,故临床应用甚广,凡风动惊厥、抽搐拘挛、僵肿硬结、疼痛难忍,均可参用。与全蝎同用,有协同增效作用,重症危候多兼用之。蜈蚣与全蝎之功,同中有异,不尽相同:全蝎以定惊,缓抽搦、瘛疯见长;蜈蚣则以开瘀解毒之功为著。故风动惊厥用全蝎,如为热盛生风者,尤有"热毒肆扰",伍用蜈蚣,其效更彰。而外科解毒消痈,则蜈蚣独擅其长,尤善解蛇毒。张锡纯认为蜈蚣走窜之力最速,内而脏腑,外而经络,凡气血凝聚之处皆能开之。

参考文献

[1] 高明.大戴礼记今注今译[M].台北:商务印书馆,1975:20.

[2] 唐容川.本草问答[M].北京:中国中医药出版社,2013:43-45.

[3] 叶天士.临证指南医案[M].北京:中国中医药出版社,2008:336.

[4] 王强,王中民,修暖暖.于俊生教授运用风药治疗肾病的经验[J].中华中医药学刊,2009,27(11):2261,2263.

[5] 曾安平,孙伟,王钢,等.中西医治疗难治性肾病综合征的现状与探讨[J].中国中医基础医学杂志,2000,6(6):50.

[6] 王锦云.加味麻黄蝉衣汤对过敏性疾病的治疗经验[J].中医杂志,1964,7:247.

[7] 于俊生,杜雅静,汪慧惠.蝉蜕、僵蚕对系膜增生性肾小球肾炎模型大鼠肾组织Toll样受体4表达的影响[J].中华中医药学刊,2015,33(1):7-9.

[8] 杜雅静,汪慧惠,于英兰.蝉蜕、僵蚕治疗系膜增生性肾炎模型大鼠对肾组织iNOS、ET表达的影响[J].中国中西医结合肾病杂志,2014,15(5):429-431.

[9] 汪慧惠,包红,于俊生.蝉蜕僵蚕对大鼠系膜增生性肾炎作用的实验研究[J].四川中医,2014,32(2):69-71.

[10] 王广洋,任现志.黄芪、水蛭及其配方含药血清对大鼠肾小球系膜细胞NF-κB、MMP-2,Fas,FasL mRNA表达的影响[J].中医杂志,2015,56(1):59-62.

[11] 杜雅静,包红,初德波.地龙、乌梢蛇对系膜增生性肾炎模型大鼠肾组织TLR4、TGF-β1表达的影响[J].中国中医急症,2014,23(5):808-811.

[12] 宁鲁宁,刘德山.地鳖虫防治糖尿病肾病骨质疏松症的研究进展[J].云南中医中药杂志,2017,38(12):87-89.

[13] 郭倩,陈志强,方敬,等.水蛭素对高糖环境下足细胞顶膜区蛋白的影响[J].中华中医药杂志,2021,36(5):2494-2498.

(董金莉,张洞于,关玉龙)

第五节　大病重病后调摄注重益气养阴

一、大病重病后气阴两虚是重要病机

患者在大病重病后的恢复期,疾病愈而未复时,虽然相关症状已消失,但此时正气未复、邪气未尽,往往存在这样或那样的不适,故应避免引发疾病复燃或新病发生的不利因素,做好疾病后期调摄,才能巩固疗效,以收全功。此时若调摄不当,稍有不慎,余邪未清,会使病情反复;或因正气不复,易感外邪,变生他病。《伤寒论》设《辨阴阳易差后劳复病脉证并治》篇专论病愈防复的问题,认为病复有食复、劳复、复感之分。俞根初的《通俗伤寒论》设瘥后调理专篇,分药物调理、食物调理、起居调理、气候调理、情志调理诸法。

谈平在研读《黄帝内经》《伤寒论》的基础上,吸取了历代医家的学术观点,结合长期的临床实践经验,形成了大病重病后调摄注重益气养阴的学术观点。认为患者大病重病后病机大多为气阴两虚,多由热盛耗伤津液,气随液脱;病程日久,不断耗气伤津而致气阴两虚;使用激素、细胞毒药物等,其药性温热,易耗气伤阴;或治疗失当,过用苦寒、燥烈之品,损伤脾胃,脾胃虚衰,元气匮乏,真阴亏损。临床表现常见神疲乏力,气短,五心烦热,口干咽燥,自汗盗汗,纳差,不寐,大便干或溏,舌红少苔或苔薄黄,脉细数等,治疗上需以益气养阴为主。

二、用药味少而精,平淡和缓

谈平选药多用平和之品,味少而精,平淡和缓,甘温清润,不使用燥烈、苦寒、伐气之品,以避壮火食气而耗真阴,以防苦寒败胃而伐真阳;以肺、脾、肾三脏为主,兼顾他脏。谈平强调守方,不求速效,和缓而治。如费伯雄《医醇賸义》云:"天下无神奇之法,只有平淡之法,平淡之极,乃为神奇。"健脾益气,谈平喜用黄芪、党参、茯苓、白术、白扁豆等,以培土生金;常用滋阴药物有沙参、麦冬、玄参、山药、黄精、五味子、女贞子、墨旱莲等,不用滋补厚腻之品,以防其困阻脾胃,阻滞气机。尤其喜用黄芪健脾补中,大补元气,为补中益气要药,具有补气健脾、升阳举陷、益卫固表等功效。山药、黄精气阴双补,肺脾肾同调。山药健脾养胃,生津益肺,补肾涩精,《神农本草经》将其列为上品,云:"山药味甘温,补虚羸,除寒热邪气,补中,益气力,长肌肉,久服耳目聪明,轻身,不饥,

延年。"张锡纯认为大病新瘥,多伤阴分,气血不足,而山药"色白入肺,味甘归脾,液浓益肾,能滋润血脉,固摄气化,宁嗽定喘,强志育神,性平可以常服多服"[1],在滋补药中诚为无上之品,他否定了陈修园谓山药为寻常服食之品,不能治大病的论点,认为山药性虽缓和,但能扶正固本,补脾益肾,保元气,济阴阳,培气血,故久服对人体大有裨益。

三、益气养阴法的运用

(一)益气养阴,兼清余邪

大病重病后往往气阴两虚,祛邪无力,余热未清,稍有不适,随时可以转复。患者多有形体瘦弱,精神萎靡,少气懒言,恶心,食欲不振,低热,口渴,多汗,舌红苔少,脉数弱等。叶天士谓之"炉烟虽熄,灰中有火",不可不防。疾病缠绵迁延或反复,往往因为正气不复与余邪未清,所以大病重病后的调摄既要扶正,又要祛邪。惟有益气养阴为主,兼清余邪,施以清补并行,方为两全之法,临证多选用竹叶石膏汤。竹叶石膏汤是古代病后经典调理方,有清热益气养阴的功效。方中竹叶清心除烦;石膏清气分余热,除烦止呕;人参配麦冬,益气养阴生津;半夏和胃降逆止呕;甘草和中扶正;粳米益胃生津。《伤寒论》397条:"伤寒解后,虚羸少气,气逆欲吐,竹叶石膏汤主之。"

(二)益气养阴,顾护胃气

疾病恢复期更应加强对脾胃的调护。脾胃者,后天之本,气血生化之源。疾病的发生与脾胃密切相关。大病重病易伤及脾胃之气,使患者脾失健运,胃阴亏虚,常见疲倦乏力、消瘦、口干、纳呆、脘胀、便溏等症[2]。《脾胃论·脾胃盛衰论》:"百病皆由脾胃衰而生也。"叶天士亦在《临证指南医案》指出:"有胃气则生,无胃气则死。"《伤寒论》曰:"病人脉已解,而日暮微烦,以病新差,人强与谷,脾胃气尚弱,不能消谷,故令微烦,损谷则愈。"张仲景强调任何疾病在其病变过程中都会影响脾胃,病后脾胃之气、阴阳之气尚未完全恢复,应当注意饮食调摄,避免因饮食太过而引起疾病复发。因此,病后宜颐养脾胃之气,切忌暴饮、暴食和过食生冷、油腻、峻补等有碍脾胃运化之品。谈平强调大病重病初愈应益气养阴,顾护胃气,调理脾胃为主。并认为食补优于药补,药食相辅。方药多喜用参苓白术散进行加减,常用药物有党参、茯苓、白术、黄芪、白扁豆、薏苡仁、陈皮、山药、黄精、炙甘草等。气虚重者,用人参另煎入药液中;纳差者,可佐以炒麦芽、焦神曲、焦山楂、鸡内金等消食健胃。

（三）益气养阴，扶正固表

大病重病后应慎起居，节饮食，避免劳累，预防感冒，做好疾病后期的调摄。肺主气，司宣发肃降，在体合皮，开窍于鼻。大病重病后正气虚衰，卫外不固，易致六淫外感。汗出恶风易感冒，体倦气短，咽干口渴，或咳嗽少痰，舌红苔薄少津，脉虚数或细者，可予生脉饮合玉屏风散加减益气养阴，扶正固表[3]。生脉饮是益气养阴的代表方剂，由人参、麦冬、五味子三味组成，出自《内外伤辨惑论》，原为暑热损伤气阴或肺中元气不足而立。生脉饮具有益气生津，敛阴止汗之功，人参以其甘平，补中益气，健脾益肺，止渴生津；麦冬甘寒，养阴清热，润肺生津；五味子酸温，敛肺止汗，生津止渴。三药相合，一补一润一敛，共成益气养阴，生津止渴，敛阴止汗之功。玉屏风散具有益气、固表、止汗之功，临床常用于脾肺气虚所致表卫不固证。方中黄芪为君，补益脾肺之气以补气固表；白术为臣，补气健脾，燥湿运脾，增强黄芪补气之功；佐以防风走表疏风而散风邪，相反相成。诸药合用，共奏固表实卫之功。现代研究表明，玉屏风散有免疫双向调节作用，可提高机体免疫力。

（四）益气养阴，脾肾双补

脾为后天之本，肾为先天之本，主生长、发育、生殖、水液代谢。《傅青主女科·下卷》云："然脾为后天，肾为先天，脾非先天之气不能化，肾非后天之气不能生。"脾肾是互相资生、互相影响的关系。大病重病后出现脾肾气阴两虚者，症见疲倦乏力，口干，腰膝酸软，足跟痛，手足心热，自汗盗汗，大便或干或溏，舌淡边有齿痕，舌干少苔，脉细数等，治疗当以益气养阴，脾肾双补为主，方以参芪地黄汤加减。肾阴虚明显者，加二至丸（女贞子、墨旱莲）。参芪地黄汤出自《杂病源流犀烛·大肠病源流》，该方为六味地黄汤去泽泻，加人参、黄芪、姜、枣而成。常用补肾之品可选用山茱萸、熟地黄、黄精、山药、金蝉花、肉苁蓉、女贞子、墨旱莲等。

参考文献

[1] 周东浩,周明爱.张锡纯大病瘥后调治的用药特色[J].内蒙古中医药,1999(2)：42.
[2] 厉佳俊,孙贵香,张婷,等."脾主运化"理论在"治未病"领域中的运用探讨[J].中医研究,2020,33(4)：6-9.
[3] 王利敏,黄英华,邹慧琴.祝肇刚巧用玉屏风散合生脉饮、三根汤治小儿长期发热验案一则[J].环球中医药,2018,11(2)：246-248.

（段小军，关玉龙）

第二章
肾系疾病临床治验及典型医案

第一节 慢性肾小球肾炎

慢性肾小球肾炎,简称慢性肾炎,是一种常见且难治的慢性肾脏疾患,是由多种原因引起,多种病理类型组成的,原发于肾小球的一组免疫介导的炎症相关疾病。以血尿、蛋白尿、水肿、高血压为主要临床表现,病情迁延,病变缓慢进展,可见不同程度肾功能减退,最终将发展为慢性肾衰竭[1]。国内资料显示,慢性肾炎仍是造成我国慢性肾功能不全的首要致病因素。慢性肾炎不但严重危害到人类健康,同时也给家庭、国家带来沉重的经济负担,慢性肾炎的防治任重而道远[2]。治疗应以改善或缓解临床症状、防止或延缓肾功能进行性损害及防治并发症为主。总体而言,西医对慢性肾炎的治疗尚无特效的措施,消除血尿和蛋白尿的效果并不是很理想。近些年来,有大量研究证明中医药辨证施治介入慢性肾炎的治疗,特别是在以蛋白尿为主要表现的慢性肾小球肾炎方面有较好疗效,能有效缓解患者的症状、减轻西药治疗带来的毒副作用和不良反应,减轻患者的痛苦,延缓疾病的进展,防治并发症,提高患者生活质量[3-5]。

一、病因病机

西医学认为慢性肾炎发病机制是因机体蛋白沉积,致使肾小球滤过膜受损,蛋白滤过超过重吸收,体内大量蛋白分子随尿液丢失,加快细胞凋亡,导致肾小管及肾间质纤维化,肾功能恶化,患者随之出现蛋白尿、血尿。

慢性肾炎属于中医学"尿浊""血尿""水肿""虚劳""肾风"等范畴[6]。现代中医学家认为蛋白属于中医学中"精微"的范畴,宜藏不宜泄。《素问·经脉别论》云:"饮入于胃,游溢精气,上输于脾;脾气散精,上归于肺;通调水道,下输膀胱。"谈平认为脾肾不固是本病病机之本,外邪侵袭是本病的致病因素,湿、浊、热、瘀是本病的病理产物,肺、脾、肾三脏失调导致精微下注是本病发病的机制。脾主运化,为气血生化之源。《景岳全书·脏象别论》曰:"血者水谷之精也。源源而来,而实生化于脾。"脾又主升清,将运化的水谷精微向上输送至心、肺,而营养全身脏腑组织。病因为脾气亏虚,升清乏源,水谷精微不能上升,而向下输至膀胱。《素问·至真要大论》曰:"诸湿肿满,皆属于脾。"由于脾虚不能运化水湿,而出现腹部胀满,四肢及面部浮肿等症。脾为太阴湿土之脏,喜燥而恶湿。水湿困脾,运化水谷、运化水液失常,水液代谢障碍,聚集身体局部,湿热下注,发为水肿。脾气不升,水谷精微下流,从膀胱而出,发为蛋白尿。肾主藏精,《素问·六节藏象论》曰:"肾者主蛰,封藏之本,精之处也。"精能化气,通过三焦布散全身,促进人体的生长、发育和生殖,以及调节人体的代谢和生理功能活动。肾主水液代谢就是通过肾的气化作用而实现的。肾接纳肺通调水道而下输的水液,通过肾中阳气蒸腾气化,分别清浊,将清者重新上输于脾、肺,再布散于周身;将浊者下注于膀胱,生成尿液排出体外,以清除体内的废浊之液。谈平认为若肾精不足,肾气虚衰,封藏失职,气化无力,而致升清降浊异常,精气不升,反而下泄,下注膀胱,肾气固涩失司,从小便而出,发为蛋白尿。肾为先天之本,脾为后天之本,二者相互资生,相互影响。此病是内因脾肾失固,外因风、寒、湿热外侵,精气随之下泄,故而发病。

二、辨证论治思路

谈平认为慢性肾炎病位在肾,而"脾肾不固"是慢性肾炎的根本病机,慢性肾炎病程迁延,又多为本虚标实之证,本虚以脾肾气虚或脾肾阳虚、脾肾气阴两虚为主,标实以湿、瘀多见。全程治疗均从补脾益气,强肾固精入手,兼以祛湿化瘀,从而改善临床症状,增强机体免疫力,消除或减少蛋白尿、血尿,防止病情复发。

(一) 脾虚湿盛证

主症:四肢水肿,下肢为甚,神疲乏力,食欲不振,或恶心欲呕,头目眩晕,大便黏腻,小便混浊,舌淡,苔白腻,脉濡缓。

治法:健脾化湿。

处方:参苓白术散加减。

组成:炙黄芪 30 g,党参 30 g,炒白术 15 g,茯苓 20 g,炒扁豆 15 g,陈皮 15 g,山药 20 g,莲子米 30 g,砂仁 10 g,薏苡仁 20 g,泽兰 20 g,泽泻 20 g,桔梗 10 g,桂枝 10 g,炙甘草 6 g。

方解:脾胃喜甘而恶秽,喜燥而恶湿,喜利而恶滞。脾胃属土,土为万物之母。李东垣曰:脾胃虚则百病生,调理中州,其首务也。脾悦甘,故用人参、甘草、薏苡仁;土喜燥,故用白术、茯苓;脾喜香,故用砂仁;心生脾,故用莲肉益心;土恶水,故用山药治肾;桔梗入肺,能升能降。所以通天气于地道,而无否塞之忧也。方中另加泽兰、泽泻加强利水消肿之力,加桂枝有五苓散之功。谈平认为湿浊为患,则根据邪之轻重给予利湿、渗湿、燥湿、温阳之法,最常用利水第一方五苓散。

(二)脾肾不固证

主症:神疲乏力,少气懒言,腰膝酸软,食少便溏,夜尿频多,舌淡苔薄,脉沉缓。

治法:健脾益气,温肾固摄。

处方:补中益气汤合水陆二仙丹加减。

组成:党参 30 g,黄芪 30 g,炒白术 15 g,麸炒芡实 20 g,金樱子肉 20 g,酒黄精 15 g,当归 15 g,川芎 10 g,薏苡仁 30 g,积雪草 30 g,甘草片 10 g。气阴两虚,加女贞子 15 g,墨旱莲 15 g,黄精 30 g;尿频明显,加益智仁 15 g,桑螵蛸 10 g;腰痛,加狗脊 15 g,杜仲 15 g,牛膝 20 g。

方解:脾主统摄,肾司封藏,脾肾两虚,统摄无力,封藏不能,精微下泄则见血尿、蛋白尿。补中益气汤出自李东垣《脾胃论》,具有补中益气,升阳举陷之功;水陆二仙丹益肾固精,涩以止脱。瘀血阻滞,痰浊闭阻,肾脏封藏无力,加当归、川芎、薏苡仁、积雪草活血化瘀,泄浊解毒。气阴两虚,加女贞子、墨旱莲、黄精益气养阴;尿频明显,加益智仁、桑螵蛸温肾助阳,固精缩尿;腰痛,加狗脊、杜仲、牛膝补益肝肾,强筋壮骨。

(三)气虚血瘀证

主症:面色萎黄或黧黑,神疲乏力,精神不振,或恶心呕吐,或皮肤瘙痒,或腰膝酸软,纳呆食少,大便或秘或溏,小便多泡沫,舌暗,苔垢腻或少苔,脉沉涩。

治法：益气化瘀。

处方：黄龙红蛭汤加减。

组成：黄芪 30 g，地龙 10 g，红花 10 g，水蛭 10 g，酒苁蓉 20 g，酒黄精 15 g，川芎 10 g，积雪草 30 g，薏苡仁 30 g，甘草片 10 g。蛋白尿，加金樱子肉 20 g，麸炒芡实 20 g，补益脾肾，固摄精气；恶心呕吐，加生姜 10 g，吴茱萸 10 g，或合旋覆代赭汤加减，降逆止呕；皮肤瘙痒，加地肤子 20 g，白鲜皮 20 g，大黄 5 g，通腑泄浊，祛风止痒；腰膝酸软，加杜仲 20 g，续断 20 g，金毛狗脊 20 g，牛膝 20 g，补肝肾，强筋骨；大便不通，加酒苁蓉 20 g，大黄 5 g，润肠通便。

方解：血瘀既是病理产物又是致病因素，瘀血阻于肾络是病邪深入的结果，《临证指南医案》指出"初为气结在经，久则血伤入络"；湿性重浊黏腻，湿中热邪伏于阴，易耗阴动血，使病情缠绵。自古即有"久病入络""久病多瘀"的理论，而气虚血瘀、阴虚血滞、阳虚血凝皆可导致"入络""多瘀"，从而形成肾虚与血瘀并存的病理特点[7,8]。

黄龙红蛭汤乃谈平根据多年临床经验总结所得。宗"久病多虚，久病多瘀，久病入络"之旨，取黄芪补中益气，补后天以养先天，地龙、红花、水蛭化瘀通络。加酒苁蓉、酒黄精补益肾精，川芎增强行气活血之功，积雪草、薏苡仁加强清热利湿，凉血解毒之力。

三、中西医结合治疗经验

慢性肾小球肾炎是一种难治性疾病，蛋白尿不易控制，将逐渐发展成慢性肾衰竭，故多需要综合治疗。谈平临床治疗慢性肾小球肾炎坚持中西医结合治疗的原则。发挥中西医各自的优势，充分利用中西医两种理论的优势，全面认识疾病的本质，综合使用现代医学技术和传统中医经验，为患者提供更全面和个体化的治疗方案，帮助患者延缓肾炎病情进展，提高生活质量。

（一）辨病与辨证相结合

谈平在治疗慢性肾炎时注重病理学诊断，即为辨病，认为只有了解患者的病理学改变，才能选择合理、有效的治疗时机和中西医结合治疗方药，这对临床治疗有着非常重要的指导作用。辨证施治则是针对不同患者、不同病情和不同证型采取不同的治疗方法。同样是肾炎，可能有肺、脾、肾三脏亏虚的不同，水湿、湿热、痰浊、瘀血、邪毒等内蕴的差异，形成了不同的证候分型，明确了分型，才能根据不同的分型采取对应的药物和疗法，方能达到理想的效果，也能避免因"千人一方"导致的治疗效果不佳。

(二)重视整体调节与治未病思想

中医学的特点之一是整体观念,人是以五脏为中心的有机整体,各组成部分是相互联系、不可分割的,功能上相互协调,相互为用,病理上相互影响。所以在肾病的治疗上并不只是锁定肾脏治疗,而是进行整个机体的调节,这样才能改善因肾脏损伤导致的多器官受累、多种并发症以及彼此之间相互损害的状态。肾脏病的发病特点一般是以"虚"或者"本虚标实"为主,所以肾脏病的治疗必须以扶正为治疗要点。根据张仲景"治未病"的思想[9],在肾脏病的防治上主要体现在两个方面:一方面,根据"正气存内,邪不可干"的思想,要扶助人体的正气,提高人体的防御病邪的能力;另一方面,在发病后要及时治疗,防其传变、防其加重。通过日常规律的锻炼、合理的饮食、舒畅情志、适度劳逸等来固护正气,正气旺盛,邪自不能侵犯人体而致病。

(三)中西结合,增效减毒

使用中西医结合治疗,可以祛除"药毒",减轻西药的副作用,增强疗效,改善预后[10]。运用中药如黄芪、人参等可补气,增强免疫力;丹参、三七等活血化瘀;金樱子、芡实、五味子等补脾益肾,收敛固摄……多种中药,不同组方,既能改善症状,又能达到标本兼治的效果。

四、临证心得与体会

谈平治疗慢性肾炎在整体观念的思想指导下,衷中参西,宏观与微观结合,辨病与辨证互参,选择恰当的中西医结合时机,形成"标本兼治,邪祛正安;固护脾肾,精有所藏;瘀血不除,肾炎难愈"的学术观点,有效地指导临床,取得了满意的临床疗效。

(一)固护脾肾,使精微有所藏

谈平指出,慢性肾炎的基本病机为脾肾不固,外邪入侵,封藏失职,精微外泄,故见蛋白尿及血尿。因此,固护脾肾为治疗之本。治疗上要抓住"封藏"时机,脾之健运,需借助肾阳的温煦,"脾阳根于肾阳";肾中精气亦有赖于脾运化水谷精微,故健运脾胃,亦可滋养肾脏,益肾填精。从肾治主要以补肾固涩、滋阴降火、温阳利水为主要治则,临证分别选用相应治法;从脾治主要以健脾益气、健脾化湿、健脾温阳为主要治则,临证分别选用相应治法。临床根据病情,亦有需要脾肾共治者,以补益脾肾、固涩精微为主[11]。此外,谈平认为蛋白尿治疗时偏于脾、肾,但不能失于肺、肝,临床需兼顾利水祛浊,不离活血祛瘀。

常用方剂有苓桂术甘汤、真武汤、参苓白术散、水陆二仙丹、五子衍宗丸、二妙散、六味地黄汤、二至丸、小蓟饮子等;常用中药如党参、黄芪、山药、黄精、枸杞子、白术、当归、金蝉花以及虫草制剂等以固护脾肾;藤梨根、积雪草、水蛭、僵蚕兼顾祛湿、清热、活血。患者平素可在神阙、关元、肾俞、脾俞、胃俞等穴位进行按揉,以健运脾肾,疏通经脉,促进血液循环和新陈代谢,增强身体免疫力。

(二)不忘祛瘀,气血和畅

《素问·调经论》指出:"人之所有者,血与气耳。"同时又指出:"血气不和,百病乃变化而生。"在肾炎的发展病程中,瘀血既是病理产物,又是致病因素。如血尿,有"离经之血为瘀血"的病理产物,又有"瘀血阻滞则不通"的致病因素。瘀血去则气血和,气血和则百病除,故祛瘀为治疗肾炎不可缺少的治疗措施。选用祛瘀药物则根据舌脉象及伴随症状来辨瘀血轻重而有所不同,据瘀血与阴虚同见、瘀血与阳虚同见、瘀血与痰浊同见之不同,适证选方。常用药如活血之桃仁、红花、丹参、三七、牛膝、地黄、当归,入络之水蛭、地龙,破血之三棱、莪术等。

(三)善用药对,药简效专

1. 金樱子、芡实　金樱子,味苦,性平,可固肾填精,健脾益气。芡实,味甘,性平,入脾、肾二经,可益肾固涩,健脾止泄,且有"补而不峻""防燥不腻"的特点,其补肾效果强于山药,祛湿效果优于赤小豆。这两味药的组合能够起协同作用,达到固肾填精,脾肾兼补的补益效果[12]。

2. 桂枝、茯苓　桂枝,味辛、甘,性温,入膀胱、心、肺经,可发汗解肌,温通经脉,助阳化气,平冲降气。桂枝辛温通阳,化气利水,走而不守,善治四肢逆冷,腰背恶寒,并兼小便不利而水肿。茯苓味甘、淡,性平,能利水健脾,宁心安神,可用于水肿尿少,痰饮眩悸,脾虚食少,便溏泄泻。茯苓具有补而不峻,利而不猛,既能扶正,又可祛邪的特点,前人称为"补益利湿"之佳品。二者同用能入阴通阳,共奏行气健脾利湿之功[13]。

3. 黄芪、川芎　陶弘景在《名医别录》中明确指出:"黄芪逐五脏间恶血,补丈夫虚损,五劳羸瘦,止渴,益气,利阴气。"黄芪为治疗"五劳羸瘦"的大补之药,又可逐五脏间恶血,即可活血祛瘀。《药性论》云:"黄芪内补,主虚喘,肾衰,耳聋,疗寒热,下补五脏。"《本草纲目》中称黄芪为"补药之首"。川芎有"血中气药"之称,是活血化瘀药中具有特殊功能的药物,其特殊之处在于既可行血中之气,又可行气中之血。《本草汇言》云:"川芎,上行头目,下调经水,中开郁结,血中气药……味辛性阳,气善走窜而无阴凝黏滞之态,虽入血分,又能去一切风,调一切气。"慢性肾炎日久,则易气滞血瘀,癥瘕积聚,故"行血中气、气中血,又可破癥瘕积聚"之川芎,为治疗慢性肾脏疾病的常用药物。黄芪与川芎配伍,奏补气活血而不滋腻之效[14]。

4. 藤梨根、沙苑子　藤梨根味酸、涩,性凉,归膀胱、肾经,具有清热解毒,祛风除湿,利尿止血的功效。沙苑子性温,味甘,归肝经、肾经,具有温补肝肾,固精,缩尿,明目的功效。二者配伍,一补一清,一温一凉,平补肝肾,利尿固精,消蛋白。

(四) 生活调摄,助肾康复

尿蛋白持续阳性是慢性肾炎的重要特征。大量临床实践表明,凡是采用高蛋白饮食的肾炎患者大都长期不愈,而那些低蛋白饮食并配合中药辨证施治的患者却往往出人意料地好转。临证中谈平重视以下几方面:① 饮食调理。限制蛋白饮食以配合治疗,适当摄入植物蛋白如豆类和豆制品等,同时禁食高脂高糖、辛辣香燥食物,忌食补品、补药以及高热量食物,适度食用新鲜蔬菜、水果和饮茶。强调控制饮食量,以减轻肾脏的负担,有助于消除尿蛋白。推荐食疗方鲫鱼黑豆豆腐汤。鲫鱼性味甘、平、温,入胃、肾经,具有和中补虚,除湿利水,补虚羸,温胃进食,补中生气之功效。豆腐是一种传统的健康食品,富含植物蛋白和多种维生素。黑豆具有利水养血的功效。常服该食疗方能补虚利尿消蛋白。② 情志调理。慢性肾炎患者多对疾病认识度不够,产生思想负担,情绪波动,忧思伤脾,郁怒伤肝,君相火旺。因此,调理情志方能心安肝舒,才能脾养肾安。要树立正确、乐观的态度,正视疾病。肾脏病并非"绝症",经过中西医治疗,大多可以缓解。只有积极地配合医生,才能早日康复。③ 起居调理。《周易》说:"夫大人者,与天地合其德,与日月合其明,与四时合其序。""顺四时,以适寒暑。"强调了起居顺应四时的重要性。④ 运动调理。适度进行锻炼,如散步、慢跑、打太极及练习八段锦等,通过身体肢节的活动以促进脏腑气血的流畅,清除血中瘀滞,促进肾脏修复。

五、验案举隅

董某,男,59岁,2022年5月23日初诊。

主诉：解泡沫样尿 8 年。

患者于 2014 年开始解泡沫样尿,检查尿蛋白(＋＋),隐血(＋＋),肾功能正常,泌尿系彩超未见异常。既往有高血压病史,下肢皮肤色素沉着 20 余年,长期以控制血压治疗为主。就诊时精神一般,诉易疲倦,纳可,夜寐一般,夜尿 2 次,大便基本正常。双下肢轻度浮肿,舌淡暗,苔白,脉沉细。辅助检查：蛋白质(＋＋),隐血(＋),镜下红细胞 0 个/μL,血压 143/88 mmHg,脉搏 85 次/分。

西医诊断：慢性肾炎综合征,高血压。

中医诊断：尿浊。脾肾不固,湿浊瘀阻证。

治法：健脾补肾,固摄精微。

处方：黄芪 40 g,桂枝 15 g,茯苓 20 g,猪苓 10 g,白术 20 g,泽泻 10 g,藤梨根 30 g,盐沙苑子 20 g,醋三棱 15 g,醋莪术 15 g,15 剂。

2022 年 6 月 27 日二诊：疲倦,夜尿 2 次,尿色黄,双下肢轻度水肿,与体位改变无明显相关,血压 127/73 mmHg,脉搏 87 次/分,舌红苔腻,脉沉细。复查尿蛋白(＋＋),隐血(＋＋)。

处方：黄芪 40 g,桂枝 15 g,茯苓 20 g,猪苓 10 g,白术 20 g,泽泻 10 g,藤梨根 30 g,盐沙苑子 20 g,乌药 15 g,盐益智仁 15 g,赤芍 15 g,川芎 15 g,白茅根 20 g,15 剂。

2022 年 8 月 3 日三诊：复查尿白尿(＋＋),隐血(＋)。

处方：黄芪 40 g,桂枝 20 g,茯苓 30 g,猪苓 20 g,白术 20 g,泽泻 10 g,藤梨根 30 g,盐沙苑子 20 g,乌药 15 g,盐益智仁 15 g,赤芍 15 g,烫水蛭 10 g,麦冬 20 g,白茅根 20 g,15 剂。

患者规律服药,定期门诊随诊,处方继以初诊方随证加减,2023 年 2 月 15 日复查尿蛋白(＋),血压 137/93 mmHg,脉搏 84 次/分。2023 年 3 月 29 日复查尿蛋白(＋)。

2023 年 5 月 10 日复诊：尿蛋白(±),血压 125/86 mmHg,脉搏 64 次/分。

处方：黄芪 40 g,醋莪术 15 g,川芎 10 g,桂枝 20 g,醋三棱 15 g,泽兰 15 g,茯苓 30 g,猪苓 20 g,白术 20 g,藤梨根 30 g,盐沙苑子 20 g,乌药 15 g,盐益智仁 15 g,15 剂。巩固善后,后电话告知,复查尿蛋白阴性。

按语：本病中年男性患者,病程长,症见蛋白尿、血尿、易疲劳、夜尿频、下肢轻度浮肿,舌质淡暗,舌苔薄白,脉沉细,中医辨证病位在脾、肾,病机为脾肾不固,湿浊瘀阻,治以健脾补肾,祛湿化瘀。方中重用黄芪,具有健脾补中,升阳举陷,益卫固表,利尿,托毒生肌的功效。黄芪配白术:黄芪长于益气补虚,白术善于健脾益气,两药配伍,可增强补气健脾的作用。黄芪配桂枝:黄芪长于益气行血,桂枝善于温经通脉,两药配伍,可增强益气通脉,温经和血的作用,伍沙苑子补肾助阳,固精缩尿。苔白及下肢肿,提示湿浊为患,以五苓散利水消肿,五苓散出自汉代张仲景之《伤寒论》,被赞誉为千古利水第一方,由泽泻、茯苓、猪苓、白术、桂枝组成。方中泽泻甘淡渗湿,入肾、膀胱经,功善利水渗湿消肿,重用为君药。茯苓、猪苓甘淡渗湿,健脾利湿,通利小便,增强君药利水渗湿之效,共为臣药。白术味苦性温,补气健脾,燥湿利水;桂枝味辛性热,温阳化气,以助膀胱气化,共为佐药。诸药合用,共奏温阳化气,利湿行水之功。伍藤梨根,加强清热解毒,活血祛风,除湿利尿之效。久病多瘀,加入三棱、莪术以活血化瘀,三棱、莪术伍用出自《经验良方》三棱丸,用于治疗血滞经闭腹痛。张锡纯谓:"三棱、莪术,若治瘀血积久过坚硬者,原非数剂所能愈,必以补药佐之,方能久服无弊。或用黄芪,或加党参,其补破之力皆可相敌,不但气血不受伤损,瘀血之化亦较速。盖人之气血壮旺,愈能驾驭药力以胜病也。"二诊加入乌药与盐益智仁,二者共为缩泉丸主药,《校注妇人良方》缩泉丸治肾阳不足,膀胱虚冷之小便频数、夜尿增多。谈平在疾病过程中根据变证,灵活加减,根据舌苔脉象,不固化使用活血药,将三棱、莪术调整为水蛭、泽兰、川芎,整个治疗方案药味精简、辨证准确、执简驭繁、标本兼治、突出重点,收效显著。

参考文献

[1] 郭璐萱,刘洋,纪越,等.2010—2022年中医药治疗慢性肾小球肾炎研究文献可视化分析[J].中国中医药信息杂志,2023,30(5):58-65.

[2] Wang YR, Cao CL, Liu SY, et al. Identification of potential biomarkers and therapeutic targets for antineutrophil cytoplasmic antibody-associated glomerulonephritis[J]. Siencec, 2023, 26(11): 108157.

[3] 张莲,艾金伟,李伟男,等.肾炎康复片联合西药治疗慢性肾小球肾炎系统评价[J].中国中医药信息杂志,2016,23(12):44-50.

[4] 卢登勇,石晓冬,吴慧敏,等.基于国家专利的中药复方治疗慢性肾小球肾炎用药规律研究[J].中国中医药信息杂志,2022,29(2):5-9.

[5] 黄佳蕙,张蕾,侯海晶,等.名老中医杨霓芝治疗慢性肾小球肾炎经验[J].辽宁中医杂

[6] 秦晴.中医辨证治疗慢性肾炎蛋白尿研究[J].亚太传统医药,2014,10(11):57-58.
[7] 王转转,谈平.谈平教授治疗糖尿病肾病经验[J].内蒙古中医药,2021,40(4):84-85.
[8] 胡天祥,卢家言,曾露,等.名老中医杨霓芝教授辨治慢性肾脏病学术思想概述[J].中国中西医结合肾病杂志,2022,23(8):662-664.
[9] 沈峥嵘,沈庆法.仲景治未病思想指导慢性肾脏病治疗[J].中国临床医生,2013,41(11):69-72.
[10] 苏晓,陈薇薇.中药复方治疗系统性红斑狼疮增效减毒的临床研究[J].中国中医药信息杂志,2009,16(10):12-14.
[11] 王素芹.吴良侠治疗肾脏病经验点滴[J].江苏中医药,2012,44(5):12-13.
[12] 孙鹏.水陆二仙丹在肾脏疾病中的配伍应用浅析[J].实用中医内科杂志,2010,24(8):57-58.
[13] 马佳颖,袁慧,尚乘,等.五苓散治疗水肿作用机制及研究进展[J].辽宁中医药大学学报,2024,26(9):163-167.
[14] 黄允瑜,巴燕,郑光,等.基于文本挖掘技术的慢性肾脏疾病中医治疗用药规律研究[J].中国中医基础医学杂志,2011,17(8):912-914.

（曾翠青,董金莉,吴东明）

第二节　肾小球性血尿

肾小球性血尿是各种肾小球病变引起的,常为无痛性全程血尿,持续或间歇性发作,可呈镜下或肉眼血尿的病变。血尿可为单纯性血尿,也可伴蛋白尿、管型尿。肾小球性血尿常见于急慢性肾炎、肾病综合征、红斑狼疮性肾炎等。中医学对本病研究的历史较为悠久,肾炎性血尿在中医历代文献中的记载属"尿血""溲血""溺血"等范畴。中医学对血尿的论述,最早见于《素问·气厥论》"胞移热于膀胱,则癃,溺血"。宋代王怀隐《太平圣惠方·治尿血诸方》对血尿的病机做了论述"血得热而妄行,故因热流散,渗于脬内而尿血也"。目前西医学对本病仍缺乏有效的治疗方法和控制措施,中医治疗也颇为棘手,但中药对肾性血尿的治疗有较好的疗效,在改善临床症状、消除肉眼或镜下血尿方面有着不可替代的优势。

一、病因病机

谈平认为尿血分急性期与慢性期,急性期以热邪侵犯为主,热邪内犯,灼伤肾与膀胱血络,迫血下溢,尿色鲜红,尿急灼热,或伴皮肤疮。《金匮要略·五脏风寒积聚病脉证并治》有:"热在下焦者,则尿血。"刘伟敬[1]也认为风热之邪在肾性血尿发病中起重要作用。张大宁[2]认为各种原因致热移下焦,循经入肾,注于膀胱,扰动血室,而致尿血不止。慢性期以脾肾亏虚为主,患者病久,脾气虚弱,统摄无权,血无所主,因而尿色淡红,面色无华,倦怠,纳呆,其病位于脾;久病伤于肾,损伤精血,耗散气阴,肾阴亏虚,阴虚火旺,迫血下溢而致尿血。《医学衷中参西录·理血论》曰:"中气虚弱,不能摄血,又兼命门相火衰弱,乏吸摄之力,以致肾脏不能封固,血随小便而出也。"张琪[3]强调补脾益肾为治疗肾性血尿的普遍规律。赵玉庸[4]认为脾肾亏虚证为肾性血尿常见的本虚证。谈平认为血尿基本病机归纳为"热、虚、瘀",脾肾两虚,肾阴亏损是肾性血尿的病机关键,热是尿血诱发因素,瘀血是病程日久的病理产物。

二、辨证论治思路

谈平认为脾肾两虚是其本,热毒邪是其标,通过详审病因、明辨病机、洞察证候,衍变立法处方。根据患者是否解肉眼血尿、病程长短划分,本病分为急性期和慢性期。急性期以清热祛邪为法,慢性期以健脾补肾为法,主要从泄热、补虚、化瘀三个方向入手。

(一)急性期

1. 外感风热证

主症:镜下血尿或肉眼血尿,发热或微恶风寒,咽喉肿痛,泡沫尿,诱因多为上呼吸道感染,舌红或舌边尖红,苔薄黄,脉浮数。

治法:祛风清热凉血。

处方:银翘散加减。

组成:连翘 15 g,金银花 15 g,苦桔梗 10 g,薄荷 10 g,竹叶 10 g,生甘草 5 g,荆芥穗 10 g,淡豆豉 10 g,牛蒡子 10 g,芦根 15 g,僵蚕 10 g,蝉蜕 5 g,白茅根 15 g。肉眼血尿甚,加栀子炭 10 g,墨旱莲 15 g;风热伤津,出现口、咽、唇干燥,加沙参 10 g,麦冬 10 g。

方解:方中连翘、金银花为君药,既有辛凉解表,清热解毒的作用,又具有芳香避秽的功效。薄荷、牛蒡子可以疏散风热,清利头目,且可解毒利咽;荆芥穗、淡豆豉有发散解表之功,若无汗者,可以加大用量,助君药发散表邪,透热外出,此二者虽为辛温之品,但辛而不烈,温而不燥,反佐用之,可增辛散透表之力,为臣药。僵蚕和蝉蜕配伍,可疏散风热,息风止痉;竹叶清热除烦,清上焦之热,且可生津,芦根功在清热生津,桔梗可宣肺止咳,同为佐药。诸药合用达到祛风清热凉血之效。

2. 湿热蕴结证

主症：小便短赤或镜下血尿,缠绵难愈,大便腥臭稀溏,脘腹胀闷,或伴有口黏、恶心,舌红,苔黄腻,脉滑数。

治法：清热泻火,利水通淋,止血。

处方：八正散加减。

组成：车前子 10 g,瞿麦 10 g,萹蓄 10 g,滑石 30 g(先煎),山栀子仁 10 g,甘草 5 g,通草 10 g,大黄 5 g,灯心草 10 g,薏苡仁 30,杏仁 10 g,蔻仁 10 g,白茅根 15 g。肉眼血尿,加三七 5 g,大蓟 10 g,小蓟 10 g;心烦口渴甚,加黄芩 15 g,天花粉 15 g;尿中夹有血块,加桃仁 10 g,红花 10 g,牛膝 20 g。

方解：方中瞿麦、萹蓄清热泻火,利水通淋,为君药。木通、滑石、车前子清热利湿通淋,为臣药。蔻仁芳香辛温,行气化湿,作用于上、中二焦;杏仁苦温,善开上焦,宣解肺气,以通调水道,因肺主一身之气,气化则湿散;生薏苡仁甘淡微寒,渗利湿热,以其色白入肺,味甘入脾,味淡渗湿,性寒泻热,栀子、大黄泻热降火,共为佐药。炙甘草调和诸药,为使药。加灯心草可清心泻火,导热下行。诸药相伍,共奏清热泻火,利水通淋之效。

(二) 慢性期

1. 肾阴亏损,相火妄动证

主症：腰酸腰痛,五心烦热,口干咽燥,尿黄,镜下血尿持续不消,舌淡或淡红,少苔偏干,脉沉细或细数而无力。

治法：滋阴补肾降火。

处方：知柏地黄汤合二至丸加减。

组成：熟地黄 20 g,山茱萸 15 g,山药 15 g,茯苓 10 g,泽泻 10 g,牡丹皮 10 g,知母 10 g,黄柏 10 g,女贞子 10 g,墨旱莲 10 g,三七 5 g。兼有风热外感,鼻塞咽痛,加菊花、金银花、连翘各 15 g;湿热留恋,小便灼热,加石韦 15 g,黄柏 10 g;阴虚夹瘀,久治不愈,加丹参 10 g。

方解：山茱萸酸温滋补肾肝,熟地黄滋肾填精,山药滋肾补脾,成"三阴",共补以收补肾治本之功。丹皮配山茱萸泻肝火,泽泻配熟地黄泻肾降浊,茯苓配山药渗脾湿,即成三泻。佐以知母、黄柏降相火,去肾火。女贞子善能滋补肝肾之阴；墨旱莲甘酸而寒，补养肝肾之阴，又凉血止血。二药性皆平和，补养肝肾而不滋腻，故成平补肝肾之剂。又加三七活血止血，全方合用，有滋阴降火，益阴止血之功。

2. 脾肾两虚证

主症：尿色淡红，常以镜下血尿为主，易于疲乏，四肢沉重，腰膝酸软，少气懒言，口淡纳呆，面色少华，纳眠欠佳，大便溏，舌胖暗淡，边有齿痕，苔白，脉沉缓。

治法：健脾补肾，益气摄血。

处方：补中益气汤合无比山药丸加减。

组成：黄芪15 g，党参15 g，白术10 g，炙甘草5 g，当归10 g，陈皮6 g，升麻6 g，柴胡10 g，干姜10 g，大枣6枚，山药15 g，肉苁蓉20 g，五味子15 g，菟丝子15 g，杜仲15 g，牛膝20 g，泽泻10 g，生地黄10 g，茯神15 g，巴戟天10 g，赤石脂15 g，丹参10 g。尿血明显者，可加仙鹤草10 g，墨旱莲10 g，三七5 g。

方解：方中黄芪、山药为君药，补中益气，升阳固表，益肾健脾。黄芪配伍党参、炙甘草、白术补气健脾；山药配以地黄、五味子培补真阴，肉苁蓉、菟丝子、杜仲、巴戟天温补肾阳，共为臣药。赤石脂涩精止遗，泽泻、茯苓泄肾浊，利水湿，阴阳并补，补中有运，补而不滞。当归养血和营，协党参、黄芪补气养血；陈皮理气和胃，使诸药补而不滞，共为佐药。佐少量升麻、柴胡升阳举陷，协助君药以升提下陷之中气，共为佐使。炙甘草调和诸药，为使药。

三、中西医结合治疗经验

谈平治疗肾小球血尿从肾脏病理与中医证候特点出发。肾小球血尿病变在肾小球，肾小球是毛细血管组成的球形，这些网络与中医的脉络相似，肾小球的小球内皮细胞增生，基底膜增厚，足突细胞增生，球囊粘连，系膜基质增加，系膜区扩张，局灶节段性肾小球硬化及间质纤维化等，与中医的脉络阻塞类似，属中医"瘀血"范畴。临床上有许多关于血尿的肾脏病理与中医证候特点研究，反映了肾小球性血尿以脾肾不足为本，合并湿、瘀、热的中医病理特点[5]。刘小龙对258例系膜增生性肾炎的临床病理特征与中医证候相关性研究发现，脾肾阳虚证肾间质纤维化、系膜增生程度较其他本虚证高[6]。

在治疗上，谈平综合历代医家观点及现代药理理论，认为具有清热利湿、凉血止血功效的中药可以改善肾小球微循环，减轻免疫反应炎症介质产生的作用,对反复发作性肉眼血尿较持续性镜下血尿有较好疗效[7]。药理证明,活血化瘀药能改善微循环,减少血小板聚集,清除免疫复合物,减少炎性渗出,抑制肾小球纤维化,软化或吸收增生性病变,降低毛细血管通透性[8]。水蛭、地龙等虫类药大多具有抗凝、降血脂的作用,可有效改善肾脏微循环,减少血栓、栓塞并发症,抑制肾脏纤维化,延缓肾小球硬化,提高肾小球滤过率[9]。

临床上,对于不同的病理类型,需根据其病理特点侧重中西医的治疗重点。毛细血管内增生性肾炎,多由于链球菌感染后急性病变,有上呼吸道感染的前驱病史,中医认为多由于外感风热之邪从口鼻而入,咽喉为必经之关隘,循足少阴之脉至肾,继而损伤肾络,产生血尿。如《诸病源候论·卷之二十七》云:"风邪入于少阴,则尿血。"病早期以抗生素抗感染治疗为主,辅于中药祛风清热凉血。如肾穿刺确诊为新月体肾炎,存在细胞或细胞纤维性新月体时,可以用泼尼松龙冲击治疗;肾病尤其是有高凝状态、肾纤维化时,可以应用药物抗凝[10],联合活血化瘀中药。现代药理学研究认为,水蛭的主要成分水蛭素是较安全有效的凝血酶抑制剂,可以改善血液流变,降低血液黏稠度,改变高凝状态,疏通肾络,进而延缓肾脏损伤[9]。

中医药治疗不仅具有一定的抑制系膜增生作用,而且还可以减轻激素所致的不良反应,与免疫抑制剂具有协同作用,在一定程度减缓肾脏病的进展。

四、临证心得与体会

谈平认为,治疗尿血需辨证和辨病相结合,初病宜见血先止血,久病宜见血须治本。一是热蓄肾与膀胱,迫血妄行而血尿,但有实热与虚热之分,实热证多为急性起病,临床大多由外邪入侵所致,实热证血尿治疗当以清热凉血为主,并重用小蓟与白茅根。虚热导致的血尿治疗宜扶正清利并用。久病体虚,由于脾肾亏损,脾不统血,肾虚不能固摄,精血不能循常道下泄而见血尿,治宜培益脾肾,补气摄血。谈平认为在补虚基础上,久病瘀血,需化瘀止血。迁延不愈,反复发作,久病入络,血尿不止者,属于瘀血存内,血不归经,应化瘀止血并重,尽量选用一些既有止血作用又有活血作用的药物,止血而不留瘀血,活血而不伤新血,药用如三七、蒲黄等。正如《医学心悟》所云:"凡治尿血,不可轻用止涩药,恐积瘀于阴茎,痛楚难当也。"若见血止血,置虚证而不理,其效果必差。若以补虚之法为治疗根本,不止血而血自能止[11]。

在治疗尿血上,谈平指出需重视使用虫类药物,以性善窜透的虫类药物深入肾络,搜风逐瘀,进而通达肾络,缓解血尿症状。赵玉庸认为治疗血尿单纯运用活血化瘀药疗效欠佳,而配合通络药从络论治可增强疗效,尤应重视虫类通络药的使用,虫类药善治顽疴痼疾,其行走攻窜,搜风逐瘀,入络剔邪之性非草木药所能比拟[4]。

五、验案举隅

陈某,男,49岁,2022年5月25日初诊。

主诉:尿检异常1年余。

患者2021年8月20日体检发现尿潜血,住院治疗,行肾活检示肾小球系膜增生性病变,肾小管间质慢性病变。给予中成药百令胶囊、血尿安,后定期随诊。2022年4月2日尿检示尿潜血(++),尿红细胞计数49/HPF。2022年5月23日查尿红细胞计数90/HPF。刻下:少气乏力,无发热恶寒,无咳嗽咳痰,无腰痛,腰膝酸软,面色少华,纳眠欠佳,大便不成形,每日1~2次,舌胖暗淡,边有齿痕,苔白,脉沉。

西医诊断:慢性肾炎综合征。

中医诊断:尿血。脾肾两虚,湿热内蕴证。

治法:健脾补肾,清热祛湿。

处方:黄芪15 g,太子参30 g,白术10 g,炙甘草5 g,当归10 g,陈皮6 g,升麻6 g,柴胡10 g,干姜10 g,大枣6枚,山药15 g,肉苁蓉20 g,五味子15 g,菟丝子15 g,杜仲15 g,白花蛇舌草15 g,麸炒芡实20 g,侧柏叶15 g,石韦15 g,盐杜仲15 g,赤芍15 g,马鞭草15 g,7剂。

2022年6月8日二诊:疲倦乏力症状改善,面色少华,纳眠欠佳较前稍好转,大便不成形,舌质红,苔薄黄,脉细。上方基础上加金樱子20 g,7剂。

按语:肾小球性血尿的发生与脾、肾功能失调有关,因红细胞属于人体的精微物质,从下漏出当为固摄失职所致,因此尿血与脾、肾关系最为密切。《景岳全书·血证》谓"血尿病位在肾","盖脾统血,脾气虚则不能收摄;脾化血,脾气虚则不能运化,是皆血无所主,因而脱陷妄行",明确指出了血尿的病位在脾、肾,病性涉及虚、实两端,即火盛或气虚。本例患者因反复尿检1年余就诊,以尿血为主,属脾肾两虚,湿热内蕴证。患者先天禀赋不足,脏腑虚衰,脾气虚,肾虚不固,致血失约束不循常道而下泄,故见尿潜血;脾肾两虚,故见腰膝酸软,面色少华,纳眠欠佳;脾气虚,水湿运化失常,内阻中焦,故见解稀烂便;舌质红,舌胖暗淡,边有齿痕,苔白,脉沉为脾肾两虚,湿热内阻表现。方中黄芪、山药为君药,补中益气,升阳固表,益肾健脾。黄芪配伍太子参、炙甘草、白术补气健脾;山药配以五味子培补真阴,肉苁蓉、芡实、菟丝子、杜仲、巴戟天温补肾阳,共为臣药。白花蛇舌草、石韦、侧柏叶、赤芍、马鞭草合用,达到清热利湿,凉血止血之效果。当归养血和营,协党参、黄芪补气养血;陈皮理气和胃,使诸药补而不滞,共为佐药。少量升麻、柴胡升阳举陷,协助君药以升提下陷之中气,共为佐使。炙甘草调和诸药,为使药。全方辨证准确,用药独到,药下如攫。

参考文献

[1] 姜玉华,蔡雨孜,娄文娇,等.刘伟敬从风-虚-瘀论治肾性血尿思路探析[J].辽宁中医杂志,2021,48(10):28-31.
[2] 孙义.张大宁治疗肾性血尿思维方法辨析[J].中华中医药杂志,2019,34(2):648-651.
[3] 娄蒙萍,张芯.国医大师张琪治疗肾性血尿用药特点及思路数据挖掘研究[J].中国中医药信息杂志,2022,29(6):8-12.
[4] 杨洪娟,陈景伟,潘莉,等.赵玉庸教授辨治肾性血尿临床经验[J].南京中医药大学学报,2019,35(2):218-220.
[5] 张文生,汪卫华,闫俊慧,等.488例成人肾小球源性血尿中医证型与临床病理关系的分析[J].中国中西医结合肾病杂志,2013,14(7):608-610.
[6] 刘小龙.258例系膜增生性肾炎的临床病理特征与中医证候相关性研究[D].广州:广州中医药大学,2021.
[7] 刘兴烈,刘敏雯,刘旭生.中医药治疗原发性肾小球性血尿的研究思路探讨[J].陕西中医,2006,27(12):1538-1542.
[8] 苗蓓亮,于丽,张燕伟,等.肾性血尿的中西医研究进展[J].天津中医药,2022,39(12):1619-1626.
[9] 姜玉华,娄文娇,蔡雨孜,等.基于"肾络三态"理论浅述虫类药在肾络痹证中的应用[J].中华中医药杂志,2022,37(2):828-831.
[10] 王耀光.肾性血尿的中医辨证治疗及中西医结合治疗体会[J].中医药学报,2007,35(1):28-31.
[11] 时凯锋,戴飞,王昕,等.中医治疗肾性血尿研究进展[J].中医药学刊,2005,23(4):671-672.

(吴东明,董金莉)

第三节 肾病综合征

肾病综合征是常见的肾小球疾病,是以大量蛋白尿(≥ 3.5 g/d)、低蛋白血症(≤30 g/L)、水肿、高脂血症为临床特征的一组症候群,其中大量蛋白尿和低蛋白血症为诊断该病的必备条件。目前西医治疗方案是适当补充优质蛋白、利尿消肿,运用 ACEI 或 ARB 类药物、糖皮质激素、细胞毒类药物及其他免疫抑制剂、抗凝、降脂治疗等,但疗效并不确切,且容易反复发作,产生激素依赖或激素抵抗而成为难治性肾病综合征。西医治疗虽可不同程度地改善临床症状,缓解蛋白尿,延缓病程,但也存在激素抵抗、易复发等问题。随着中医药传承创新发展,越来越多的医家开始采用中西医结合治疗肾病综合征,借助中医辨治的独特优势,提高疗效、减轻药物副作用[1]。

一、病因病机

谈平认为肾病综合征是慢性肾脏病的一种特殊类型,根据临床特征和发病不同阶段的特点将其归属于"水肿""尿浊""虚劳""腰痛"等范畴。肾病综合征的病理性质,总括为本虚标实,本虚是以肾虚为本,兼见肺、脾、肝虚损之证,标实是湿热、水湿、瘀血等。病因有风邪外袭、疮毒浸淫、水湿浸渍、饮食劳倦、瘀血阻滞等。临床有阳水和阴水之分。病机乃全身气化功能障碍,导致脏腑功能失调,尤其是肺失通调、脾失转输、肾失开合,最终导致膀胱气化失司,三焦水道不畅,水液停聚而发病。本病多属正虚邪实之证,正虚以脾肾虚损居多,有阴虚、阳虚、气虚、血虚之分;邪实以湿、浊、热、瘀诸邪最为常见[2]。

二、辨证论治思路

谈平提出肾病综合征病位在肾,与其他脏腑亦密切相关,一般多与肺、脾两脏关系更为密切,正如张介宾《景岳全书·肿胀》所云:"凡水肿等证,乃肺、脾、肾三脏相干之病。盖水为至阴,故其本在肾,水化于气,故其标在肺,水惟畏土,故其制在脾。今肺虚则气不化精而化水,脾虚则土不制水而反克,肾虚则水无所主而妄行。"《素问·经脉别论》言:"饮入于胃,游溢精气,上输于脾,脾气散精,上归于肺,通调水道,下输膀胱,水精四布,五经并行,合于四时五脏阴阳,揆度以为常也。"其病理因素可责之于痰浊、水饮、湿热和瘀血等。因肺主一身之气,有通调水道、下输膀胱的作用,肺主表,其华在毛。肾病综合征的患者容易因免疫力低下而受外邪侵犯,并因外感而加重病情,导致疾病缠绵难愈;脾为后天之本,由于外因或内因导致脾失健运,不能运化水液以致其布散失常,则会导致或加重水肿。因此,临床论治肾病综合征多从肺、脾、肾入手,急则治其标,缓则治其本,采用扶正固本,祛邪安正之法能够改善临床症状,增强机体免疫力,消除或减少蛋白尿,防止病情复发,有效提高肾病综合征的临床疗效。

谈平在论治肾病综合征水肿时首辨阴阳,次分虚实,具体辨证论治如下。

(一) 阳水

1. 风水相搏证

主症:开始眼睑浮肿,继则四肢全身浮肿,皮肤光泽,按之凹陷易复,伴有发热,咽痛,咳嗽,舌苔薄白,脉浮或数。

治法:疏风清热,宣肺利水。

处方:越婢加术汤加减。

组成:麻黄 5～10 g,石膏 30 g,甘草 5 g,生姜 10 g,桑白皮 15～20 g,白术 10 g。水肿甚,加车前子、石韦、茅根、茯苓、猪苓以增强利尿的力量;咽喉红肿疼痛,去生姜、大枣,加板蓝根、蒲公英、连翘以清热解毒;风寒偏盛,去石膏,加苏叶、防风以疏风散寒解表;若见有血尿,加小蓟、荠菜、茅根等以清热止血。

方解:《金匮要略》越婢加术汤以麻黄疏风散邪,发汗解表,通调水道为主药;生石膏质重气轻,清透里热,并防麻黄发汗太过;白术、生姜培土制水,发越水气;大枣、甘草补中益气,固护脾胃,姜、枣合用使发汗而不伤正,散水而不伤津。全方共奏疏风清热,宣肺利水之功。

2. 水湿浸渍证

主症:下肢先肿,逐渐肢体浮肿,下肢为甚,按之没指,不易随复,胸闷腹胀,身重困倦,纳少泛恶,尿短少,舌苔白腻,脉沉缓。

治法:健脾化湿,通阳利水。

处方:五皮饮合五苓散加减。

组成:桑白皮 15～20 g,橘皮 10 g,大腹皮 20 g,茯苓皮 15～30 g,生姜皮 5～10 g,苍术 10 g,猪苓 15～20 g,泽兰 10 g,桂枝 5～10 g,白术 15 g。肿甚而喘,加麻黄、杏仁、葶苈子宣肺泻水而平喘。

方解:脾主湿而恶湿,脾虚不能制水,故传化失常,肾水泛滥,反渍脾土,壅塞经络,散溢皮肤。方选五皮饮以皮走皮,上半身肿宜汗,下半身肿宜利小便,合用五苓散加强通阳利水之功。

3. 湿热内蕴证

主症:浮肿较剧,肌肤绷急,腹大胀满,胸闷烦热,气粗口干,大便干结,小便短黄,舌红,苔黄腻,脉细滑数。

治法:宣肺解毒,利湿消肿。

处方:麻黄连翘赤小豆汤合五味消毒饮加减。

组成:麻黄 5 g,连翘 15 g,赤小豆 30 g,杏仁 10 g,桑白皮 10 g,甘草 5 g,大枣 15 g,生姜 10 g,银花 30 g,野菊花 15 g,蒲公英 15 g,紫花地丁 15 g,紫背天葵 10 g。湿热久羁,亦可化燥伤阴,水肿与伤阴之象并见,予猪苓汤(猪苓、茯苓、泽泻、滑石、阿胶);湿热之邪,下注膀胱,伤及血络,可见尿痛、尿血等症,酌加凉血止血药,如大小蓟、白茅根等。

方解:《伤寒论》中麻黄连翘赤小豆汤治疗瘀热在里之发黄。五味消毒饮出自《医宗金鉴》,主治各种疔疮。肾病综合征水湿日久不化或激素应用日久化热成毒。两方合用取宣肺祛湿,通调水道,化瘀解毒之功。

(二) 阴水

1. 脾阳不足证

主症:面浮足肿,反复消长,劳后或午后加重,脘胀纳少,面色㿠白,神倦乏力,尿少色清,大便或溏,舌苔白滑,脉细弱。

治法:温运脾阳,以利水湿。

处方:苓桂术甘汤加减。

组成:茯苓 15~30 g,猪苓 15~20 g,泽兰 10 g,桂枝 5~10 g,白术 15 g。小便短少,加桂枝、泽兰以助膀胱化气行水。

方解:脾阳不足,健运失司,转运无力,水湿不化,泛溢肌肤则水肿四起。茯苓甘淡,重用为君,健脾利水,渗湿化饮;桂枝温阳化气,平冲降逆为臣,苓、桂相合为温阳化气,利水平冲之常用组合。白术健脾燥湿为佐,苓、术相须,为健脾祛湿的常用组合,在此体现了治生痰之源以治本之意;桂、术同用,也是温阳健脾的常用组合。炙甘草用于本方,其用有三:一可合桂枝以辛甘化阳,以襄助温补中阳之力;二可合白术益气健脾,崇土以利制水;三可调和诸药,功兼佐使之用。四药合用,温阳健脾以助化饮,淡渗利湿以平冲逆。

2. 肾阳不足证

主症:全身皆肿,腰背以下尤甚,按之凹陷不易恢复,腰膝酸软,肢冷便溏,畏寒神倦,面色萎黄或苍白,纳少尿短少,或伴腹大胸满,卧则喘促,舌淡胖,边有齿印,苔白,脉沉细或结代。

治法:温肾助阳,化气行水。

处方：真武汤加减。

组成：附子10 g,茯苓15~30 g,生姜5 g,白术15 g,白芍10 g,牛膝15 g,车前子15 g,熟地黄15 g,丹皮10 g,怀山药20 g。气虚明显,加黄芪、党参；小便清长量多,去车前子,加菟丝子、补骨脂以温固下元；心悸、唇绀,脉虚数或结代,乃水邪上逆,心阳被遏,瘀血内阻,加桂枝、炙甘草、丹参以温阳化瘀；若见喘促、汗出,脉虚浮而数,是水邪凌肺,肾不纳气,宜重用人参、蛤蚧、五味子、山茱萸、牡蛎、龙骨,以防喘脱之变。

方解：真武汤中附子辛甘性热,用之温肾助阳,以化气行水,兼暖脾土,以温运水湿；白术健脾燥湿制水；茯苓淡渗利水宁心,使水邪从小便去；生姜宣散水气；芍药利小便,敛阴和营,防温燥太过。方中附子与茯苓、白术配伍,有较强的利水作用。

3. 瘀水互结证

主症：尿少浮肿,肿势轻重不一,水肿日久不消,面色黧黑,口唇色暗,肌肤紫暗或有瘀斑点,妇女月经不调或闭经,舌质暗红或暗紫,舌边有瘀斑点,脉细涩或弦涩。

治法：活血化瘀,利水消肿。

处方：桃红四物汤合五苓散加减。

组成：桃仁10 g,红花10 g,当归10 g,赤芍15 g,川芎10 g,生地黄15 g,茯苓20 g,泽兰10 g,猪苓20 g,白术15 g,桂枝10 g。伴气虚,加黄芪、党参；伴阳虚,加淫羊藿、巴戟天；伴阴虚,加生地黄、鳖甲、地骨皮；伴血尿,加白茅根、藕节炭、蒲黄、大小蓟；水肿甚,加猪苓、车前草。

方解：血不利则为水,水不利则血瘀,水湿不化,久羁体内则影响血液运行,故在利水的同时应兼顾活血化瘀。桃红四物汤以桃仁、红花活血化瘀,四物汤养血和血；五苓散利水消肿。两方合用共奏化瘀不伤正,利水不伤阴,瘀祛水消之功。

三、中西医结合治疗经验

谈平治疗本病,主张中西医并重,辨病与辨证相结合,选用中药性味与现代药理相结合。运用西医的诊断方法明确疾病,疾病早期根据指南制定适合的治疗方案,控制病情,预防进展；中医根据肾病综合征的临床特征、病理特点,进行辨证分期、分型。遣方用药时,据辨证原则,灵活吸取前人药理研究成果,经药理研究筛选出具有显著疗效的中药。如黄芪、积雪草在防治肾病综合征方面应用广泛且疗效肯定,均有抑制炎症反应、减少氧化应激、调节糖脂代谢、抗纤维化、调节免疫、保护血管和足细胞等作用,两药合用健脾补气益肾,利湿解毒祛瘀,一可减轻激素的副作用,二可防止肾上腺皮质萎缩,三能降低肾病综合征的复发率,临床运用多年,疗效确切。

四、临证心得与体会

谈平认为水肿的发生与肺、脾、肾三脏关系密切,其标在肺,其制在脾,其本在肾。脾胃为后天之本、气血生化之源,内伤脾胃则百病由生。重视脾肾是核心,脾肾两虚既是肾病综合征发病的直接机制,又贯穿于本病始终。水湿、湿热、外感、瘀血既是病理产物,又是促使病变加重、病情迁延的重要因素。治疗以补脾肾促进正气恢复,稳定病情,以防复发,祛水湿、湿热、瘀血等以速祛邪气,以防进一步损害。

(一) 虚则补之,补虚之中佐以祛邪

谈平认为肾病综合征虽有阴虚、阳虚、气虚、血虚之别,但脾肾虚损是导致水肿的主要病理环节,因此治疗该病的重点应放在补虚上,临床可根据脾、肺、肾诸脏的虚损不同,酌选益气、温阳、滋阴养血、气血双补、滋肾平肝等法以补虚,在此基础上佐以利水、化瘀、清化湿热等法以祛邪,正邪兼顾,可取得良好疗效。扶正补虚,健脾补中常用实脾饮、参苓白术散、防己黄芪汤等;温补肾阳常用真武汤、济生肾气丸、金匮肾气丸,药用淫羊藿、巴戟天、肉苁蓉、鹿茸、肉桂等;滋补肾阴常用六味地黄汤、知柏地黄丸、杞菊地黄汤、二至丸等;滋阴平肝常用白芍、钩藤、龟甲、鳖甲、龙骨、牡蛎等。

(二) 实则泻之,泄实之中勿忘补虚

对于标实证,清肺热喜用生石膏、连翘、金银花、桑白皮、薄荷、牛蒡子、黄芩等;清泄相火常用黄柏、知母等;化湿惯用肉豆蔻、砂仁、白扁豆、炒苍术、藿香、佩兰等;活血化瘀常用血府逐瘀汤,尤其喜用赤芍、牡丹皮、三棱、莪术、川芎、丹参等;利水常用茯苓、泽泻、冬瓜皮、猪苓、车前子、牵牛子、猪苓等。谈平认为肾病综合征之实证虽有湿热、寒湿、血瘀、食滞的不同,亦有气滞、气虚引起的差异,以气虚不能化气行水者多见。湿郁日久,可寒化或热化;阴气盛,则阳气衰;湿热盛,则气愈滞;血能病水,水亦能病血,均与脏腑虚损,气化失常密切相关。长期服用激素所引起的湿热之证也是在本虚的基础上产生的。因此,谈平临床治疗邪实之证不忘补虚,处处注重顾护脾肾之正气。

（三）久病血瘀,治宜活血利水兼顾

叶天士言:"初病气结在经,久则血伤入络。"谈平认为久病入络导致瘀血阻滞,水行不畅,血不利则为水,水液停滞是肾病综合征发病的病因之一。肾病综合征发病过程中有机体血液浓、黏、凝、聚的特点,故其属中医学"血瘀"范畴。临床多表现为腰痛,疼痛固定或刺痛,肌肤甲错,面色黧黑晦暗,脉细涩等。病机或为血脉失和,或为气滞血瘀,或为湿热伤阴,或为病久缠绵,肾阳失运。瘀血既是病理产物,又为致病因素。肾病综合征本由低蛋白血证引起高凝而导致血瘀,而血瘀又可使病情加重,使蛋白尿不易控制。瘀血影响病情可以表现在病变的各个阶段,瘀血不去,新血不生,从而使脏腑经络进一步失养。因此,谈平在诊治肾病综合征过程中,时时不忘活血与利水兼顾。

（四）重视气化,注重气虚和气滞的辨证

谈平认为水液的代谢与机体的脏腑功能密切相关,气化功能正常则水液代谢正常,气化不利则气不化水而病水。同为水肿,病在气分,亦有气虚、气滞之别。气滞多实,气虚多虚,气滞宜行气利水,常用方药有五皮饮、五苓散、陈皮、厚朴、木香等;气虚宜补脾益气,气得补则水自利,常用方药有真武汤、实脾饮、济生肾气丸、党参、黄芪、黄精等。

（五）善后治疗重在补脾肾

谈平认为水肿消退后,以脾虚、肾虚、脾肾两虚、气阴两虚为多见,善后治疗以补虚为主,重在脾、肾。常用方药有金匮肾气丸、济生肾气丸、贞芪地黄汤、参苓白术散、知柏地黄丸等。对使用激素,临床表现为阴虚火旺者,常用知柏地黄汤,酌加淫羊藿、肉苁蓉、巴戟天之类药物。

五、验案举隅

周某,女,41岁,2022年5月16日初诊。

主诉： 反复双下肢浮肿1个月余。

患者1个月前出现双下肢浮肿,遂于外院就诊,查尿蛋白(＋＋＋),白蛋白20 g/L,无发热畏寒,眠差,大便稀,易疲劳,舌红,苔薄黄,脉沉滑。

西医诊断： 肾病综合征。

中医诊断： 尿浊。脾肾不固,湿热内蕴证。

治法： 健脾补肾,清热祛湿。

处方：黄芪 40 g,黄芩片 10 g,北柴胡 15 g,薏苡仁 30 g,麸炒芡实 30 g,金樱子 15 g,炒酸枣仁 20 g,茯苓 20 g,茯神 20 g,积雪草 30 g,酒女贞子 20 g,白术 20 g,藤梨根 20 g,刺五加 15 g,14 剂。

2022 年 6 月 3 日二诊：水肿略有消退,乏力,纳眠差,大便稀,舌红,苔薄黄,脉沉。

处方：黄芪 40 g,黄芩片 10 g,北柴胡 15 g,薏苡仁 30 g,麸炒芡实 30 g,金樱子 15 g,炒酸枣仁 20 g,茯苓 20 g,积雪草 30 g,酒女贞子 20 g,白术 20 g,藤梨根 20 g,刺五加 15 g,麸炒苍术 15 g,酒黄精 20 g,15 剂。

2022 年 6 月 20 日三诊：双下肢水肿基本消退,3～4 点易醒,醒后有疲劳感,二便尚可,舌红,苔薄白,脉沉。

处方：黄芪 40 g,黄芩片 10 g,北柴胡 150 g,薏苡仁 30 g,麸炒芡实 30 g,茯苓 20 g,积雪草 30 g,酒女贞子 20 g,白术 20 g,藤梨根 20 g,酒黄精 20 g,麸炒苍术 15 g,龙骨 20 g,牡蛎 20 g,桂枝 10 g,14 剂。

2022 年 7 月 21 日四诊：双下肢无浮肿,3～4 点易醒,醒后有疲劳感,二便尚可,舌红,苔薄白,脉缓。复查尿蛋白阴性。守三诊方 7 剂,巩固善后。

按语：中年女性,已至六七之年,脾肾将衰,天癸渐竭。加之后天劳伤过度,久病不愈,饮食不节,情致不舒,感受外邪等导致脾肾日衰,正气不足则神疲乏力；脾肾亏虚,水湿不化,泛溢肌肤则为水肿；日久不祛则化热；水湿不化下趋肠道则便溏；脾主统摄,肾司封藏,脾肾两虚则精微不固,故见蛋白尿、血尿等。

治疗上以黄芪、白术、女贞子健脾补肾；金樱子、芡实健脾补肾,固精止遗；薏苡仁、茯苓渗湿健脾；柴胡、黄芩、积雪草、藤梨根清热祛湿,凉血化瘀；酸枣仁、茯神、刺五加安神助眠。二诊去茯神,加苍术、黄精健脾燥湿,益气养阴。三诊加桂枝、龙骨、牡蛎温助心阳,镇静安神。全方辨证准确,用药独到,随证加减,疗效显著。

参考文献

[1] 刘娜,于秀梅.谷越涛主任医师从肝论治肾病综合征验案 1 则[J].中国中医药现代远程教育,2023,21(13)：70－72.

[2] 张剑,刘淼,庞立健,等.从络论治原发性肾病综合征临证体会[J].中华中医药学刊,2019,37(6)：1365－1367.

（李艳娟,段小军,关玉龙）

第四节 IgA 肾病

IgA 肾病是一组以系膜区 IgA 沉积为特点的系膜增生性肾小球肾炎，临床表现是以反复发作性肉眼血尿或镜下血尿为主的慢性肾小球肾炎，可伴或不伴有蛋白尿、高血压和肾功能受损，目前是全球最常见的原发性慢性肾小球肾炎，被认为与黏膜免疫系统功能失调有关。文献报道15%～20%的 IgA 肾病患者在10年后进展为终末期肾脏病，25%～30%的患者在20年后进展为终末期肾脏病。IgA 肾病无特定的中医病名，大多归属于"尿血""腰痛""水肿""虚劳"等范畴。IgA 肾病多以血尿为主要症状，中医古籍中有众多关于血尿的记载。《黄帝内经》中将尿血称为"溲血""溺血"。《素问·四时刺逆从论》言："少阴有余病……涩则病积溲血。"汉代张仲景在《金匮要略·五脏风寒积聚病脉证并治》有："热在下焦者，则尿血，亦令淋秘不通。"《医学入门》谓："溺血乃心移热于小肠。"《三因极一病证方论》："病者小便出血，多因心肾气结所致，或因忧伤，房劳过度，此乃得之虚寒。"综上可知，古代对血尿的认识已涵盖了禀赋不足、脏腑虚衰、脏腑热盛、感受外邪、劳倦内伤、气机郁结等方面。

一、病因病机

IgA 肾病多以血尿为主症，《济生方·失血论治》认为失血可由多种原因所致，"所致之由，因大虚损，或饮酒过度，或强食过饱，或饮啖辛热，或忧思恚怒"。《景岳全书·血证》说："血本阴精，不宜动也，而动则为病。血主荣气，不宜损也，而损则为病。盖动者多由于火，火盛则迫血妄行；损者多由于气，气伤则血无以存。"在火热之中，又有实火及虚火之分，外感风热燥火，湿热内蕴，肝郁化火等均属实火；阴虚火旺之火则属虚火。气虚之中，又有气虚和气损及阳、阳气亦虚之别。范永升认为 IgA 肾病的病因是由于外感风热客于咽喉，邪热入里侵犯肾和膀胱，致使络脉受损，或由于素体肾阴亏虚，阴虚内热而导致血热破血妄行，血不归经，外溢而形成血尿[1]。邹燕勤认为咽喉、肺、肾在脏腑经络上关系密切，与肾病发病密切相关，在临证经验中提出"肺肾相关""下病上治"理论，尤其上呼吸道感染是 IgA 肾病病情波动的重要因素，临床多从肺、咽论治 IgA 肾病，收效满意[2]。

谈平认为 IgA 肾病病性为本虚标实，病位主要在脾、肾，涉及咽喉、肺，本虚以肾阴虚、气阴两虚为主,但往往因虚致实,水湿、湿浊、湿热、血瘀为其标邪的四大特点。根据病势迁延,分为急性发作期及慢性迁延期,急性期以实证为主,多由外感风热、下焦湿热所致,机体感受风热或湿热邪毒,风热犯肺,热邪循经损伤肾络;湿热侵犯中焦、下焦,或脾失健运,湿热内生,缠绵难去,煎灼津液,气机受阻,灼伤脉络,血液黏稠而成瘀,甚则迫血妄行,离经之血阻于脉外,新血化生无权。慢性迁延期以正虚为主,但往往因虚致实,间杂各种兼证,主证可分为肾阴亏虚、气阴两虚、脾肾阳虚,兼证包括水湿、湿浊、湿热、血瘀,几者之间互相影响。谈平认为在IgA肾病形成及进展过程中,瘀血是主要的病理产物,反过来也是加重疾病进展的重要因素。缘久病入络,久病多瘀,盖气血虚损,或阳虚寒凝,或热邪煎熬,或湿热中阻,均易导致血液凝滞,瘀血内生,而肾络血瘀,血不循经,正如唐容川所言:"离经之血,虽清血鲜血,亦是瘀血。"另外,湿热缠绵不去,亦是其血尿反复、迁延不愈的关键因素。

二、辨证论治思路

谈平认为在IgA肾病治疗过程中应辨病与辨证相结合,首先辨分期(急性发作期、慢性迁延期),分清标本缓急,其次辨主证、次证,再辨正虚及邪实。急性发作期以邪实为主,表现为感受风热外邪或湿热之邪,以驱邪为主。慢性迁延期以正虚为主,主要责之脾、肾,以气阴两虚为最常见证型,强调从肾治、脾治、脾肾共治,偏于脾、肾,不失于肺、肝,利水祛浊,不离活血祛瘀。谈平认为正虚中往往兼夹水湿、湿浊、湿热、血瘀之邪气,治疗以扶正祛邪为主,通过辨病与辨证相结合,动态观察其标本缓急、阴阳虚实的变化,具体辨证论治经验如下。

(一) 外感风热,热伤血络证

主症:发热,微恶风寒,发病后1~2日即见尿血鲜红或尿色如浓茶,肢体酸痛,咽喉肿痛,舌边尖红,苔薄微黄,脉浮数、洪数或滑数。

治法:疏散风热,凉血宁血。

处方:自拟方加减。

组成:金银花15 g,连翘15 g,荆芥15 g,防风10 g,黄芩15 g,玄参15 g,牛蒡子15 g(炒),菊花15 g,甘草10 g,黄连5 g,山栀子10 g,白茅根30 g,小蓟15 g。

方解:金银花、连翘疏风解表,清热解毒,荆芥、防风疏散外风。菊花味苦、甘，性微寒，归肺、肝经，共疏肺、肝之热；黄芩、黄连清泄气分邪，清解上焦、中焦之热，邪热甚则耗伤津液，配伍玄参、牛蒡子滋阴，清咽利膈；白茅根、小蓟清热凉血止血。全方疏散风热，祛表邪，凉血止血。

（二）下焦湿热证

主症：尿红赤或镜下血尿，或小便频数，灼热涩痛，心烦口渴，腰腹胀痛，大便干结，或腥臭，舌红，苔黄腻，脉滑数。

治法：清热利湿，凉血止血。

处方：八正散合小蓟饮子加减。

组成：车前子15 g，瞿麦15 g，萹蓄15 g，滑石10 g，山栀子10 g，甘草5 g，木通10 g，大黄5 g，小蓟10 g，蒲黄5 g，滑石10 g，生地黄15 g，石菖蒲15 g，当归10 g，黑栀子10 g，蒲公英20 g，白花蛇舌草20 g。

方解：方中车前子、瞿麦、萹蓄、滑石清热利湿通淋，热侵入肾与膀胱，伤及血络则出现血尿，于方中加入蒲公英、白花蛇舌草、石菖蒲清热解毒，生地黄凉血止血，配伍当归养血，共奏清热利湿，凉血止血之功。

（三）脾肾气虚，湿热瘀阻证

主症：反复出现血尿，迁延不愈，小便夹泡沫，周身乏力，腰酸气短，口干口苦，手足心热，倦怠发力，面色黧黑，口唇淡暗，舌暗红，苔白，脉沉细或脉沉滑。

治法：补益脾肾，清热利湿。

处方：参芪地黄汤加减。

组成：党参20 g，黄芪30 g，女贞子15 g，墨旱莲15 g，白茅根15 g，茜草10 g，生地黄15 g，蒲公英15 g，大蓟10 g，小蓟10 g，积雪草15 g，仙鹤草15 g，桃仁10 g，川芎10 g，甘草10 g。

方解：患者久病累及脾、肾，脾肾气虚，多见于反复小便色红，夹泡沫，少气懒言者。反复血尿其病机不离虚、热、瘀，故以党参、黄芪补益脾肾，女贞子、墨旱莲滋补肝肾，利尿通淋，茜草凉血止血，蒲公英、大蓟、小蓟、积雪草、仙鹤草清热利湿，川芎、桃仁活血化瘀，共奏补益脾肾，清热利湿之功。

（四）气阴两虚，湿热内蕴证

主症：肉眼或镜下血尿反复发作，尿黄赤而灼热，倦怠乏力，五心烦热，口干而黏，舌淡红，苔白微腻或少苔，脉细数。

治法：益气养阴，凉血止血。

处方：清心莲子饮合二至丸加减。

组成：莲子 15 g,墨旱莲 15 g,女贞子 15 g,茯苓 15 g,益智仁 20 g,太子参 15 g,麦冬 15 g,白茅根 30 g,小蓟 15 g,车前子 15 g,石菖蒲 15 g,白术 10 g,生地黄 10 g,甘草 10 g。

方解：久病血尿,以气虚统摄失职为多,血尿日久又必伤阴分,且湿热内停又易灼伤血脉,故以石莲肉清心火,除湿热,为君药。佐以黄芩、地骨皮清退虚热,车前子、茯苓清利湿热,太子参、黄芪、炙甘草益气养阴;白茅根、小蓟凉血止血。女贞子甘苦而凉,善滋补肝肾之阴;墨旱莲甘酸而寒,补养肝肾之阴,又凉血止血;二药性皆平和,补养肝肾,而不滋腻,故成平补肝肾之剂。诸药合用共奏清心利湿,益气养阴,凉血止血之效。

(五)肾阳亏虚,肾失封藏证

主症：大量血尿日久不止,面色苍白或萎黄,神疲懒言,伴全身乏力、气弱,腹胀,颜面或肢体水肿,畏寒肢冷,夜尿增多,口淡不渴,纳少,小便清长,大便溏薄,舌淡,苔薄白,脉沉弱或沉细。

治法：健脾益肾,摄血止血。

处方：自拟方加减。

组成：黄芪 30 g,白术 15 g,柴胡 15 g,太子参 20 g,菟丝子 15 g,仙茅 15 g,金樱子 15 g,芡实 10 g,黄精 15 g,川芎 10 g,茜草 10 g,桂枝 10 g,地骨皮 10 g,甘草 5 g,熟地黄 15 g,山药 15 g。

方解：反复肉眼血尿伴有蛋白尿,经久不治,累及肾阳,属肾失于封藏,滑脱不止。方中黄芪、太子参补气,熟地黄、地骨皮滋补肾阴,菟丝子、仙茅、金樱子补肾固精培元,桂枝温通经脉,少以茜草收涩止血。

三、中西医结合治疗经验

谈平在治疗本病中中西医结合贯穿始终,诊断上主张以中医思维认识西医相关检查指标,结合西医诊断精准把握疾病。治疗上中西医治疗紧密结合,把握最佳治疗时机和切入点,用中医药调节患者内在环境,平衡机体阴阳,增强正气,提高免疫力、修复力和抵抗力,配合西药及时稳定病情,结合相关检查论证治疗效果。二者相互结合,实现快速稳定病情,延缓疾病进展,减少不良反应,促进机体恢复。

四、临证心得与体会

治疗 IgA 肾病，谈平强调注意病证转化，观察其标本缓急、阴阳虚实的变化，辨病与辨证相结合，强调气阴两虚是发病之本，湿浊、湿热、瘀血是加重因素，认为 IgA 肾病持续镜下血尿者以肾虚血络受损为多，法当补肾和络，活血止血。临床应辨证使用活血药，常用的有胶类止血药，如龟胶、鹿角胶、阿胶等；甲壳、金石类止血药，如煅龙骨、煅牡蛎等；收涩止血药，如茜草、五倍子等。止血时不拘于见血止血，重在活血化瘀止血，可取得良好效果。并指出无论实证、虚证，有离经之血必有瘀滞，认为邪热瘀毒是发病的诱发及加重因素。历代以来，热邪与血尿的因果关系被各大家所认可，热邪又可分为风热、热毒与虚火，瘀血既是主要的病理产物，又是加重病情的重要因素，正所谓久病入络，可因虚致瘀，因邪热瘀血，实邪致瘀，强调肾虚血瘀贯穿疾病发展的始终，每每辨证用药，应不忘灵活运用活血药物。

在遣方用药中，谈平善用药对，如女贞子、墨旱莲。《神农本草经》记载女贞：“主补中，安五脏，养精神，除百疾，久服肥健。”女贞果实女贞子可药用，性凉，味甘、苦，有滋养肝肾，强腰膝，乌须明目的功效。《本草经疏》载：“女贞子，气味俱阴，正入肾除热补精之要品，肾得补，则五脏自安，精神自足，百病去而身肥健矣。其主补中者，以其味甘，甘为主化，故能补中也。此药有变白明目之功，累试辄验，《经》文不载，为阙略也。”《医学正传》载其为治小便溺血方，便是以鲜墨旱莲同车前草捣汁服。墨旱莲入药首载于《千金月令》，原名金陵草。《得配本草》载：“得川连治热痢，佐绿豆治热胀，入热酒治痔漏。”《新修本草》载：“主血痢。针灸疮发，洪血不可止者敷之；汁涂发眉，生速而繁。”《日华子本草》载：“排脓，止血，通小肠，敷一切疮。”谈平认为此二者味甘性寒凉，药力平和，滋补肝肾，凉血止血，生津止渴，能平补肝肾，可以用于治疗肝肾阴虚造成的口渴、咽干、头发早白、眼干以及眼涩等，并且可滋阴凉血，通利二便，导热从二便而出，对血尿属阴虚致热者多为适宜。

菟丝子与金樱子。菟丝子以干燥成熟的种子入药，味甘、辛，性温，归肾、肝、脾经，具有滋补肝肾，固精缩尿，安胎，明目，止泻之功效，始载于《神农本草经》，被列为上品：“主续绝伤，补不足，益气力，肥健……久服明目，轻身延年。”其具有药食同源作用，可补肾益精，养肝明目，治小便过多或失禁。《本草经疏》：“《经》曰肾苦燥，急食辛以润之，菟丝子之属是也……为补脾、肾、肝三经要药。"甘味一般具有滋补作用,菟丝子甘辛微温,禀气中和,既可补阳,又可益阴,具有温而不燥,补而不滞的特点。金樱子,味甘、酸、涩,性平,固肾摄精力强,《本经逢原》记载:"金樱子止小便遗泄,涩精气,取其甘温而涩也;久服养精益肾,调和五脏,活血驻颜,耐老轻身。"二药味甘性平,补而不峻,且补中有敛,对肾虚精微不固之血尿、尿浊常有效。

五、验案举隅

辜某,女,55 岁,2022 年 1 月 3 日初诊。

主诉:咽痛咽痒、尿血 1 周。

患者既往行肾穿刺活检诊断为 IgA 肾病,1 周前出现咽痛、咽痒,口干口苦,手足心热,腰痛,解泡沫尿,双踝部轻度水肿,大便日 1 次,大便质干,咽喉不适,全身关节酸痛,小便淡红,舌质淡红,舌尖红,苔薄黄腻,脉弦细。

西医诊断:IgA 肾病,急性上呼吸道感染。

中医诊断:咽痛,血尿。外感风热,热伤血络证。

治法:疏风散热,凉血止血。

处方:黄芩 10 g,玄参 15 g,牛蒡子 10 g(炒),金银花 20 g,菊花 15 g,甘草 10 g,黄连 5 g,山栀子 10 g,7 剂。

2022 年 1 月 10 日二诊:咽痛、口干、口苦明显缓解,未见肉眼血尿。嘱其再服 7 剂,巩固善后。

按语:患者因"咽痛咽痒、尿血 1 周"为主诉入院,结合既往 IgA 肾病病史,证属外感风热,热伤血络。外感邪气,侵犯机体,从咽喉而入,《灵枢·经脉》曰"肾足少阴之脉,其直者,从肾上贯肝膈,入肺中,循喉咙,挟舌本",因咽喉为其必经之关隘,故循经侵犯足少阴肾经之脉。邪热内蕴咽喉,故见咽痛、咽痒;邪热阻滞机体经络,故见手足心热、口干口苦;热邪伤络,故见小便有血。故以金银花、菊花、牛蒡子疏风散热,凉血利咽;黄芩,黄连清热解毒以清气分之热;玄参、山栀子清热凉血。全方卫气营血一概而治,重在卫营,亦安气血,使得邪无所避,药下如攫。

参考文献

[1] 朱星瑜,陈宁宁,范永升.范永升治疗 IgA 肾病经验[J].中华中医药杂志,2018,33(10):4466-4468.

[2] 吕勇,易岚.国医大师邹燕勤"肾病治肺"分期辨治原发性肾小球疾病经验[J].南京中医药大学学报,2021,37(1):113-116.

(何天明,董金莉,张洞于)

第五节 膜 性 肾 病

膜性肾病为临床常见肾脏疾病,近年来随着肾脏疾病谱的变化,膜性肾病在我国的发病率不断增长,十几年内在原发性肾小球疾病中所占比例由15%迅速上升至30%～40%,而1/3的患者可进展至终末期肾脏疾病。膜性肾病为肾病综合征常见的病理类型,其在临床主要表现为蛋白尿、水肿、低蛋白血症、高脂血症。由于本病的发病机制尚未明确,西医学的治疗方案主要为运用激素和免疫抑制剂等药物,但很多患者对此类疗法并不敏感而使病痛无法得到缓解,或容易复发,并常伴随诸多不良反应[1,2]。针对此类情况,中医药以疗效显著、鲜有不良反应的优势受到广泛认可。

目前,已有大量临床研究表明,中医药治疗膜性肾病不仅可以有效缓解患者症状,而且可以有效降低膜性肾病的复发率。同时现代研究发现,中药在保护足细胞、减轻肾纤维化、抑制炎症反应、改善高凝状态、缓解激素不良反应等方面均有良好的作用[3-6]。

中医古籍中并无"膜性肾病"之名,但随着现代研究的不断深入,现代医家根据其临床表现与病机特点将其归于中医"肾风""水肿""腰痛"等范畴。本病病因病机较为复杂,究其根本,病因在于正气不足。《素问·水热穴论》云:"勇而劳甚则肾汗出,肾汗出逢于风。"先天禀赋不足、劳累过度、情志过极等因素均可导致本病的发生。张景岳《景岳全书·水肿论治》说:"凡水肿等证,乃脾、肺、肾三脏相干之病。"水肿主要与肺、脾、肾、三焦功能失调有关。《素问·痹论》有言:"病久入深,荣卫之行涩,经络时疏,故不通。"肾络虚损,伤气伤血,瘀血壅滞,湿浊困阻,气血不通,加剧病情,缠绵难愈。《诸病源候论》指出:"劳伤肾虚,不能藏于精,故因小便而精微出也。"

谈平提出"固护正气,补益脾肾,收涩固精为重"的学术理念,在临床治疗膜性肾病中,运用补益固涩法,结合解毒祛邪、祛风除湿、活血通络之品,常获奇效。

一、病因病机

谈平认为膜性肾病最主要的表现是"水肿""蛋白尿"。基本病机为本虚标实,脾肾亏虚为其发病之根本,而湿、毒、热、瘀等病理因素则为本病之标。正气亏虚,御邪无力或外邪侵袭,损伤正气。正气亏虚主要表现为肺、脾、肾三脏亏虚,功能失调,肺失宣肃,通调失司;脾失健运,升降乖戾,统摄无力;肾失主水,气化无力,封藏不能,导致水湿不运,泛溢肌肤为肿,日久化热,生痰成浊。肺、脾、肾三脏为气机运行的关键所在,三脏功能失调,气机运行畅,则血行郁滞,瘀血内生;统摄无力,封藏不能,精微不固,则见蛋白尿。

二、辨证论治思路

谈平认为本病在临床上多是虚实夹杂之证。发病之初期多为肺肾气虚、脾肾气虚型,中后期则多见精微不固型、肝肾亏虚型、阴阳俱虚型等,兼以标证如水湿内停证、湿热内蕴证、痰浊困阻证以及血瘀阻络证等。治疗上,从肾治以补肾固涩,滋阴降火,温阳利水为主;从脾治以健脾益气,健脾化湿,健脾温阳为重;脾肾共治以补益脾肾,固涩精微。偏于脾、肾,不失于肺、肝,利水祛浊,不离活血祛瘀。

(一) 脾肾气虚证

主症:面色萎黄,全身浮肿,少气懒言,食少便溏,腰膝酸软,小便短少,舌淡胖或边有齿印,苔白腻或白滑,脉沉细无力。本型多见于激素的维持治疗阶段及复发性肾病综合征巩固治疗者。

治法:补脾益肾,利水化湿。

处方:四君子汤合济生肾气丸加减。

组成:黄芪 30 g,党参 20 g,白术 15 g,茯苓 15 g,防风 10 g,熟地黄 15 g,山茱萸 15 g,泽泻 20 g,菟丝子 15 g,山药 15 g,丹参 15 g,当归 10 g,甘草 5 g。伴有蛋白尿,加芡实、金樱子以补肾固涩精微;水肿明显,加猪苓、薏苡仁利水渗湿;水肿有热,加半枝莲清热解毒,利水消肿;水肿有瘀,加泽兰、当归活血祛瘀,利水消肿;伴脾肾阳虚,加巴戟天、淫羊藿、肉苁蓉、补骨脂温补肾阳;伴血尿,加白茅根、地榆炭凉血止血,清热利尿。

方解:四君子汤为健脾补气的基础方,济生肾气丸是在肾气丸的基础上加车前子、牛膝增强利水之功,脾、肾之气充足则能运化水液,促进水肿消退。

丹参、当归一则化瘀以助利水,以防血不利则为水,二则防水肿日久多瘀。防风祛风除湿,防止外邪侵袭,加重病情。

(二) 脾肾阳虚证

主症：全身皆肿,腰背以下尤甚,按之凹陷不易恢复,腰膝酸软,肢冷便溏,或伴畏寒神倦、面色萎黄或苍白,纳少尿短少,或伴腹大胸满,卧则喘促,舌淡胖,边有齿印,苔白,脉沉细或结代。

治法：温肾助阳,化气行水。

处方：真武汤合苓桂术甘汤加减。

组成：制附子 10～30 g(先煎),茯苓 30～60 g,生姜 15 g,白术 30 g,白芍 15 g,桂枝 15～45 g,甘草 10 g。气虚明显,加黄芪、党参;小便清长量多,加菟丝子、补骨脂、益智仁以温固下元;心悸、唇绀,脉虚数或结代,乃水邪上逆,心阳被遏,瘀血内阻,加桂枝、炙甘草、丹参以温阳化瘀;喘促、汗出,脉虚浮而数,是水邪凌肺,肾不纳气,宜重用人参、蛤蚧、五味子、山茱萸、牡蛎、龙骨以防喘脱之变。

方解：真武汤中附子辛甘性热,用之温肾助阳,以化气行水,兼暖脾土,以温运水湿;白术健脾燥湿制水;茯苓淡渗利水宁心,使水邪从小便去;生姜宣散水气;芍药利小便,敛阴和营,防温燥太过。方中附子与茯苓、白术配伍,有较强的利水作用。苓桂术甘汤主以温阳化饮,健脾利水。本方重用甘淡之茯苓为君,健脾利水,渗湿化饮,既能消除已聚之痰饮,又善平饮邪之上逆。桂枝为臣,功能温阳化气,平冲降逆。苓、桂相合为温阳化气,利水平冲之常用组合。白术为佐,功能健脾燥湿,苓、术相须,为健脾祛湿的常用组合,在此体现了治生痰之源以治本之意;桂、术同用,也是温阳健脾的常用组合。炙甘草用于本方,其用有三：一可合桂枝以辛甘化阳,以襄助温补中阳之力;二可合白术益气健脾,崇土以利制水;三可调和诸药,功兼佐使之用。四药合用,温阳健脾以助化饮,淡渗利湿以平冲逆。全方温而不燥,利而不峻,标本兼顾,配伍严谨,为治疗痰饮病之和剂。

(三) 脾虚湿困证

主症：面浮足肿,反复消长,劳后或午后加重,或伴脘胀纳少,面色㿠白,神倦乏力,尿少色清,大便或溏,舌苔白滑,脉细弱。

治法：温运脾阳,以利水湿。

处方：实脾饮加减。

组成：黄芪 20 g，茯苓 15 g，白术 15 g，木瓜 15 g，甘草 5 g，木香 10 g，大腹皮 10 g，草果 10 g，干姜 5 g，制附子 10 g（先煎）。小便短少，加桂枝、泽兰以助膀胱化气行水；尿蛋白经久不消，加僵蚕搜风通络，金樱子、芡实健脾补肾，固摄精微；伴有血尿，加马鞭草、小蓟凉血止血，炒蒲黄、水蛭化瘀止血；伴肝肾阴虚，加女贞子、墨旱莲补益肝肾；久用激素，邪火内炽，伴口干口苦，加蒲公英、菊花清热利湿；久病多瘀，加三棱、莪术、水蛭破血行气。

方解：此方乃为脾阳亏虚，水饮内停所设。制附片、干姜、草果温助阳气以散脾寒；白术、茯苓、甘草补中益气以滋脾虚；大腹皮、茯苓利水消肿以化脾湿；木香、厚朴行气消胀以导脾满；然土之不足，由于木之有余，木瓜酸温，能于土中泻木，兼能行水，与木香同为平肝之品，使木不克土而肝和，则土能制水而脾实矣。《经》曰："湿胜则地泥，泻水正所以实土也。"

三、中西医结合治疗经验

谈平在治疗膜性肾病时，往往在辨证论治的基础上加用现代药理研究筛选出来的中药，如黄芪、黄精、当归、金蝉花、虫草、藤梨根、积雪草、水蛭、僵蚕等。黄芪具有降低血脂、降低血小板黏附率、减少血栓形成的作用，能促进血液流动，增加肾血流量及利尿，改善因高凝状态所致的肾小球损害，促进肾功能恢复；还可通过促进肝细胞生长因子的表达而抑制转化生长因子 β1（TGF-β1）的表达，减轻氧自由基的损伤，增加超氧化物歧化物的活性，还具有钙离子拮抗剂的作用，含有的微元素硒对肾小球基底膜的电荷和机械屏障均有保护作用，从而降低尿蛋白，保护肾功能。当归、水蛭、僵蚕等均有抗凝血、促纤溶作用，抑制血小板凝集，可以延缓肾小球纤维化。金蝉花可以降低尿素氮和血脂水平，升高血清白蛋白。积雪草可以降低尿素氮、肌酐和 24 小时尿蛋白。

无论西医治疗还是中医治疗，谈平除了以临床症状改善为评判标准外，还常以西医检查以及肾病病理结果评判疗效。善于中西医结合，以常规激素迅速抑制病情进展，以中药稳定病情，扶助正气，改善紊乱的内环境，促进疾病向愈，延缓疾病进展。

四、临证心得与体会

谈平指出运用补益固涩法治疗膜性肾病时，取四君子汤之意化裁，以黄芪、白术、茯苓为核心药物，取其健脾补肾之用，三药入肺、脾、肾经，在益气固表的同时有健脾利水渗湿之功,补益脾肾使正气生化有源,以此针对膜性肾病正气亏虚之根本。其中黄芪用量往往较大,其为治疗肾系疾病的常用药物。现代药理学研究表明,黄芪可以通过调节人体免疫功能,促进蛋白质的合成、抗氧化损伤的状态等机制,对膜性肾病起到治疗作用。且此三味药均有利尿的作用,可缓解膜性肾病患者水肿的症状。另外,在此基础上加用收涩药,如芡实、金樱子等药,即《洪氏集验方》中"水陆二仙丹",二者均入脾、肾二经,有补脾固肾,涩精缩尿之功。不仅使正气得补,更使精微得固,以针对肾虚不固之精微外泄之症。芡实与金樱子为谈平治疗膜性肾病常用的补益收涩药对。膜性肾病比之其他疾病而言,其病程较长,治疗周期往往长达数月甚至数年。谈平认为膜性肾病为本虚标实之病,其本在于五脏不足,脏腑功能失常,标实则为湿、热、瘀、毒等多种病理产物蓄积肾络。正气亏虚,肾失封藏,脾失健运,肝阴亏虚,肺失宣降以及湿、热、毒、瘀等病理产物阻碍气机,损伤肾络,导致精微外漏。因此,在临床辨治膜性肾病时以肝、脾、肾三脏为重,以健脾补气,补肾固精为先,常将补益药与收涩药相配伍,再加以祛风除湿,行气活血,化瘀通络之品,则可使正气盛而邪气自去。

五、验案举隅

黄某,女,70岁,2021年6月28日初诊。

主诉:下肢水肿间作4个月余。

患者既往行肾活检明确诊断膜性肾病。现症:汗出,下肢轻度水肿,口干,夜尿3~4次,泡沫尿,大便正常,舌质暗红,苔薄黄,脉弦滑。2021年2月22日查白蛋白33.6 g/L,尿蛋白(＋＋＋)。2月23日外院予口服甲泼尼龙片每次5片,每日1次。3月7日停服甲泼尼龙片。3月31日复查尿常规,蛋白质(＋＋),隐血(＋＋＋)。5月24日复查24 h尿蛋白定量85 mg/24 h。

西医诊断:膜性肾病。

中医诊断:水肿。脾肾气虚,湿热瘀阻证。

治法:健脾补肾,清热利湿化瘀。

处方:补中益气汤加减。黄芪30 g,茯苓15 g,白术15 g,当归15 g,山药20 g,半枝莲15 g,积雪草30 g,薏苡仁15 g,菊花10 g,甘草片5 g,苍术10 g,北柴胡10 g,藤梨根20 g,泽兰15 g,芡实15 g,山栀子15 g,酒黄精20 g,牡蛎20 g(煅),10剂。

2021年9月1日二诊：仍有汗出，下肢轻度水肿，口干减轻，睡眠欠佳，夜尿2次，泡沫尿，大便正常，舌质暗红，苔薄黄，脉弦滑。

处方：黄芪30 g，茯苓15 g，当归15 g，煅牡蛎20 g(先煎)，菊花10 g，柏子仁15 g，炒酸枣仁15 g，芡实15 g，浮小麦30 g，白术10 g，生白芍20 g，桂枝10 g，煅龙骨20 g(先煎)，14剂。

2021年11月6日三诊：睡眠改善，稍有汗出，口干减轻，胫前轻度水肿，无酸胀感，小便正常，咽痛，无发热。

处方：黄芪30 g，防风10 g，生白芍10 g，生白术10 g，桂枝10 g，芡实15 g（麸炒），金樱子10 g，茯神10 g，7剂。后电话回访，告知已痊愈，正常工作。

按语：患者古稀之年，脾肾已亏，脾虚则运化失司，肾虚则气化无力，封藏不能。脾肾气虚，卫表不固，则汗出；水湿不化，泛溢肌肤，则水肿；肾脏亏虚，心肾失交，则失眠；脾失统摄，肾失封藏，则精微不固，见血尿、蛋白尿；舌脉俱是脾肾气虚，湿热瘀阻之象。

故一诊药用黄芪、炒白术、黄精、山药等以健脾补肾；金樱子、芡实、牡蛎补肾固精，收摄精微；苍术、薏苡仁、茯苓健脾祛湿；半枝莲、藤梨根、积雪草清热除湿，凉血化瘀；菊花、柴胡、山栀子清热解毒；泽兰、当归活血祛瘀，利水消肿；加入甘草调和药性。

二诊以黄芪、白术、芡实、茯苓益气健脾；当归养血和血；桂枝、山药、龙骨、牡蛎、浮小麦调和营卫，固表止汗；柏子仁、酸枣仁养心安神。

三诊以黄芪、白术、防风组成玉屏风散，益气固表，祛邪止汗；金樱子、芡实健脾补肾，固精止遗；桂枝、芍药调和营卫，解肌祛风；茯神健脾宁心。

谈平辨证精准，观其脉证，知犯何逆，随证治之，收效显著。

参考文献

[1] 付平,李鑫睿.特发性膜性肾病诊疗进展[J].中国中西医结合肾病杂志,2020,21(7)：565-567.

[2] 董兆珉,刘宝利.中医药治疗特发性膜性肾病研究进展[J].世界中医药,2018,13(6)：1332-1336,1341.

[3] 郭晓媛,王暴魁.特发性膜性肾病的中医药实验研究进展[J].中华中医药杂志,2018,33(1)：226-229.

[4] 尼日特,杨巧芳,薛昕,等.加味过敏煎拆方组分对膜性肾病大鼠白细胞介素-4、白细胞介素-10等细胞因子的影响[J].中华中医药杂志,2016,31(12)：5277-5280.

[5] 高飞,王泽泽,杨冰,等.加味升降散对膜性肾病大鼠PI3K/Akt/mTOR信号通路及自

噬的影响[J].中国实验方剂学杂志,2020,26(20):25-31.
[6] 郭术莲,蒋松,刘学永,等.泼尼松联合雷公藤多苷对膜性肾病患者血清 PLA2R、BAFF 水平的影响[J].中医学报,2017,32(11):2216-2220.

（罗慧平,董金莉）

第六节　糖尿病肾病

糖尿病是由多种病因引起的以慢性高血糖为特征的代谢性疾病。2007年2月,美国肾脏病基金会发表的《糖尿病及慢性肾脏病临床实践指南及专家建议》指出,既往临床常用的"糖尿病肾病(diabetic nephropathy,DN)"这一专业术语应被"糖尿病肾脏疾病(diabetic kidney disease,DKD)"所替代。糖尿病肾脏疾病是一种由糖尿病引起的慢性肾脏病,发病机制复杂,临床特征为持续性白蛋白尿排泄增加,和(或)肾小球滤过率进行性下降,最终发展为终末期肾脏疾病。糖尿病肾脏疾病是引起终末期肾脏疾病的主要原因,全球有30%～50%的终末期肾脏疾病是由糖尿病肾脏疾病所致,糖尿病肾脏疾病已成为我国中老年人发生终末期肾脏疾病的首要病因[1]。因此,糖尿病肾脏疾病不仅危害我国居民健康,也严重影响我国社会经济的发展。临床实践表明,中医药在改善临床症状、降低蛋白尿、减轻肾脏炎症和纤维化等方面体现出独特的优势。本病多由糖尿病发展而来,在糖尿病症状基础上,常表现为乏力、水肿等症状,根据病证结合的原则,归属于中医学消渴病继发的"水肿""虚劳""关格"等范畴。

一、病因病机

糖尿病肾脏疾病主要病因为禀赋不足,五脏柔弱,糖毒、脂毒伤及先天之本,所及脏腑以脾、肾为主。谈平认为本病为本虚标实之证,虚实夹杂,气血之虚为本,瘀血内阻为标,病情迁延,脾肾虚衰,浊毒潴留,日久波及心、肝、脾、肺各脏。同时主张从络论治,血瘀证贯穿肾脏疾病发展的全过程。糖尿病肾脏疾病是以肾络为病变部位,而络脉细小,脉道狭窄,当经中气血阴阳稍有亏耗,而络脉之中就显见不足,故易见络虚失荣的虚证;至虚之处乃容邪之所,从而易为邪气所侵袭;又因为络脉体细道窄,邪气入络易于阻滞络气,障碍络血,与络中痰浊瘀血相互攀援,结成巢穴,日久不得消散而导致络息成积之变。可见病深入络,易入难出,易息成积,是糖尿病肾脏疾病经久不消,治难收效的关键。

二、辨证论治思路

谈平提出病证结合,分期辨证,将糖尿病肾脏疾病分为三期三证。三期为早期、中期及晚期;三证分别是脾肾不固证、脾肾阳虚证、阴阳两虚证。

早期:微量白蛋白尿期,或出现轻度显性蛋白尿。此期责之糖尿病日久,出现脾肾不固,主要病位在脾、在肾,全身表现不显,肾功能正常或轻度下降。此期多属中医"尿浊"范畴。

中期:病程迁延,阴损及阳,脾肾阳虚,水湿泛溢,肾络受损,精微外泄日重,出现大量蛋白尿及水肿,肾功能轻至中度损害。此期多属中医"水肿"范畴。

晚期:肾衰竭期。病情持续进展,阴阳两虚,肾脏衰败,浊毒泛滥,肾功能重度下降,病变可累及全身脏腑,大量蛋白尿、水肿加重,直至肾衰竭。此期多属中医"关格""肾衰病"范畴。

具体辨证论治经验如下。

(一)脾肾不固证

主症:神疲乏力,腰膝酸软,纳少便溏,尿频,舌淡,苔薄白,脉细弱。

治法:健脾益气,温肾固摄。

处方:黄龙红蛭汤合水陆二仙丹加减。

组成:黄芪30g,地龙10g,红花10g,水蛭10g,金樱子15g,芡实30g,牛蒡子10g,僵蚕10g,金蝉花10g。气阴两虚者,加女贞子15g,墨旱莲15g,黄精30g;尿频明显者,加益智仁15g,桑螵蛸10g;腰痛者,加狗脊15g,杜仲15g,牛膝20g。

方解:方中黄芪大补元气,利水消肿;水蛭、红花、地龙活血化瘀[2];金樱子、芡实固肾涩精;牛蒡子、僵蚕为治痰散结要药,善搜经络顽痰浊邪[3];金蝉花为冬虫夏草的替代品,益气养阴,补益脾肾。

(二)脾肾阳虚证

主症:尿浊多泡沫,面足水肿,大便溏薄,形寒肢冷,气短懒言,纳呆脘满,小便清长或短少,舌质淡或淡暗,舌边齿痕,脉沉细无力。

治法：健脾补肾，益气温阳，活血通络。

处方：黄芪真武汤合五苓散加减。

组成：黄芪 30 g，熟附子 10 g（先煎），茯苓 20 g，白术 15 g，白芍 15 g，生姜 10 g，桂枝 10 g，泽泻 15 g，猪苓 15 g。夹瘀血，可合用黄龙红蛭汤；大量蛋白尿，加金樱子 15 g，芡实 30 g；寒邪犯胃而呕，加重生姜用量以和胃降逆，加吴茱萸以助温胃止呕；便秘，加酒大黄 5 g，肉苁蓉 15 g，温肾助阳，润肠通便。

方解：真武汤中附子辛甘性热，用之温肾助阳，以化气行水，兼暖脾土，以温运水湿；白术健脾燥湿制水；茯苓淡渗利水宁心，使水邪从小便去；生姜宣散水气；芍药利小便，敛阴和营，防温燥太过。方中附子与茯苓、白术配伍，有较强的利水作用。黄芪为补药之长，健脾益气，利水消肿，加黄芪则为黄芪真武汤，注重益气温阳利水。五苓散由猪苓、泽泻、茯苓、白术、桂枝五味药组成，具有健脾利水，温阳化气功能。桂枝温阳化气以助利水，泽泻、猪苓利水渗湿。

(三) 阴阳两虚证

主症：腰酸腰痛，畏寒肢冷，面色苍白无华，大便泄泻，水肿，口干欲饮，舌红胖，脉沉迟。

治法：滋阴补阳，利水消肿。

处方：济生肾气丸加减。

组成：熟附子 10 g（先煎），肉桂 10 g，熟地黄 15 g，山药 15 g，山茱萸 15 g，丹皮 15 g，泽兰 20 g，茯苓 30 g，车前子 15 g，川牛膝 15 g，金蝉花 10 g。肾功能不全，加积雪草 15 g，酒大黄 5 g；阳痿早泄，加锁阳 15 g，巴戟天 15 g；神气怯弱，少腹坠胀，加黄芪 30 g，党参 15 g。

方解：宋代医家严用和在《金匮要略》肾气丸的基础上加车前子、牛膝而成济生肾气丸。重用大辛大热之附子，温肾助阳而消阴翳；肉桂辛热纯阳，温肾补火，并助膀胱之气化，与附子同用则温阳补肾之功相得益彰；熟地黄滋补肾阴，山茱萸、山药滋补肝脾，辅助滋补肾中之阴；茯苓益气健脾，崇土制水；牡丹皮清泻肝火；泽泻易泽兰，活血利水；车前子甘寒滑利，性专降泄，通利小便，渗湿泄热；川牛膝性善下走，补肝肾而强筋骨。合而为方，共成温阳益气，补肾利水之功。

三、中西医结合治疗经验

谈平坚持中西医并重，二者结合治疗，辨病与辨证相结合，中药性味与现代药理相结合。在临床上,运用西医的诊断方法明确疾病,疾病早期根据西医指南制定适合的治疗方案,控制病情、预防进展。根据糖尿病肾脏疾病临床特征、病理特点,进行中医辨证分期、分型。

未病先防,既病防变。许多糖尿病肾脏疾病患者无糖尿病的典型三多症状,早期的肾损害也常常缺乏明显的临床表现,需注意利用现代检查手段,早期筛查和监测,早期进行中医药的干预。谈平认为糖尿病肾脏疾病多属糖尿病的晚期,病情进展较快,治疗必须中西药合用,消除加重因素,尤其是降血糖和降血压的西药的合理应用十分重要,必须有效控制血糖、血压。同时糖尿病肾脏疾病患者由于抵抗力下降,容易并发各种感染,尤其是呼吸道、泌尿道及皮肤感染较为多见,需积极控制感染。

谈平提倡宏观辨证与微观辨证相结合。肾络癥瘕理论是以中医学中的络病理论和癥瘕理论为基础,结合西医学关于肾脏解剖、生理、病理等的相关研究而提出的。谈平主张糖尿病肾脏疾病从络论治,肾络为病变部位,血瘀证贯穿肾脏疾病发展的全过程。

谈平在遣方用药时,据中医辨证原则,灵活吸收前人药理研究成果,经药理研究筛选出具有降尿蛋白、降肌酐作用的中药,即所谓专病专药:金蝉花、积雪草、藤梨根、酒大黄等。治疗糖尿病肾脏疾病大量蛋白尿时,常联合应用雷公藤多苷。雷公藤多苷具有祛风湿通络的功效,可以有效减轻糖尿病肾脏疾病的蛋白尿。

四、临证心得与体会

(一) 分阶段论治,注重脾肾

谈平提出病证结合,分阶段论治,分期辨证,将糖尿病肾脏疾病分为三期三证。三期为早期、中期及晚期;三证分别是脾肾不固证、脾肾阳虚证、阴阳两虚证。谈平认为本病病本在肾,治疗主张从脾、胃、肾入手,尤以脾、肾为重点。肾为先天之本,脾为后天之本,脾肾两虚则生化不足,浊毒内盛,为各种致病因素作用的最终结果,故在治疗过程中始终注重顾脾护肾,常用黄芪、山药、苍术、白术、茯苓、金樱子、芡实、黄精、肉苁蓉、附子等。脾肾不固证,治以健脾益气,温肾固摄,方用黄龙红蛭汤合水陆二仙丹加减。脾肾阳虚证,治以健脾补肾,益气温阳,活血通络,方用黄芪真武汤合五苓散加减[4]。阴阳两虚证,治以滋阴补阳,利水消肿,方用济生肾气丸加减。

(二)从络辨治,善用虫药

谈平认为本病多夹有血瘀,从络辨治方能直捣病巢,实乃中医治病求病位之本的体现。活血化瘀贯穿疾病治疗的始终,重视从络辨治,主张选用虫药。对于络脉空虚,病久入深,邪潜肾络的糖尿病肾脏疾病,正是虫类药物可用武之地。临床上可藉虫类药血肉之质及动跃攻冲之性,体阴用阳,深入络道,搜剔络中伏邪以松透病根,从而收逐邪拔根,克敌制胜之功。诚如吴鞠通所云:"以食血之虫,飞者走络中气分,走者走络中血分,可谓无微不至,无坚不破。"诸虫药中,以水蛭、僵蚕、土鳖虫、地龙等最为临床所常用,四药既具化痰、通络、解毒之功,又兼味咸而具软坚消积之用,从而以收祛积之成因与攻积之本体之二者并举之效。谈平经过多年的临床实践,摸索总结出经验方黄龙红蛭汤:黄芪、地龙、红花、水蛭,益气活血,标本兼顾。方中黄芪大补元气,利水消肿;水蛭、红花、地龙活血化瘀。现代药理研究表明,黄芪具有降低血脂、降低血小板黏附率、减少血栓形成的作用,能促进血液流动,增加肾血流量及利尿,改善因高凝状态所致的肾小球损害,促进肾功能恢复;还可通过促进肝细胞生长因子的表达而抑制转化生长因子β1的表达,减轻氧自由基的损伤,增加超氧化物歧化物的活性,还有钙离子拮抗剂的作用,含有的微元素硒对肾小球基底膜的电荷和机械屏障均有保护作用,从而降低尿蛋白,保护肾功能。水蛭、红花、地龙均有抗凝血、促纤溶作用,抑制血小板凝集。以黄龙红蛭汤为基础方,视其兼证不同,合用相应方剂,如兼肝肾阴亏,加用二至丸;肾气不固,合用水陆二仙丹;阳虚水泛,合用真武汤。

(三)病证结合治疗

以蛋白尿为主,加用积雪草、芡实、金樱子、茯苓、薏苡仁、白术、苍术、山药;大量蛋白尿难以缓解者,加用雷公藤多苷治疗;水肿甚,用黄芪真武汤或苓桂术甘汤;伴肾功能异常,加金蝉花[5]、大黄、巴戟天、淫羊藿、三棱、莪术;气阴不足,加黄精、太子参。

(四)善用经方

谈平在临床上善用经方治疗,常用真武汤、五苓散、苓桂术甘汤、麻黄附子汤治疗水肿证,或单独使用经方,或联合使用经方,或经方联合他方。同时常重用黄芪以益气利水消肿。

(五)善用药对

药对有协同增效、优势互补的作用,且药简力专,疗效确切,临床运用颇多。常用药对有金樱子与芡实、牛蒡子与僵蚕、酒大黄与肉苁蓉、乌药与益智仁、女贞子与墨旱莲。

金樱子、芡实：水陆二仙丹由芡实和金樱子组成，固肾涩精，在消除蛋白尿方面有独特的功效。

牛蒡子、僵蚕：为治痰散结要药，二者配伍应用可通行十二经脉，善搜经络，祛顽痰浊邪。牛蒡子具有宣肺利水，解毒泄浊，降低尿蛋白、降血糖之功效，疗效确切，被广泛运用于糖尿病肾脏疾病的治疗。

酒大黄、肉苁蓉：用于肾阳不足的老年便秘，具有良好的温肾阳，润肠通便功效。

乌药、益智仁：温肾暖脾，固精缩尿，用于治疗肾阳亏虚不固，小便清长频数，甚则失禁，夜尿频繁，有温肾助阳，补肾固摄，温脬缩溺的功效。

女贞子、墨旱莲：即二至丸，方中女贞子甘苦而凉，善滋补肝肾之阴；墨旱莲甘酸而寒，补养肝肾之阴，又凉血止血。二药性皆平和，补养肝肾，而不滋腻，共成滋补肝肾，益阴止血之功。

五、验案举隅

王某，男，66岁，2021年1月27日初诊。

主诉：双眼睑、下肢浮肿1个月。

患者现双眼睑、下肢(以足背为主)轻度浮肿，无腹胀，怕冷，无口苦，舌淡，舌体胖，每晚夜尿2～3次，每日大便1次。既往有2型糖尿病病史6年(平时服用西格列汀、二甲双胍缓释片、瑞格列奈)，高血压病史20余年(平时服用氨氯地平片5 mg，每日1次)。

西医诊断：2型糖尿病，2型糖尿病性肾病。

中医诊断：水肿。脾肾阳虚证。

治法：健脾补肾，温阳利水。

处方：生白术15 g，桂枝15 g，甘草10 g，茯苓20 g，猪苓15 g，泽兰15 g，黄芪20 g，肉苁蓉(酒制)15 g，金蝉花15 g，川芎15 g，7剂。

2021年2月3日二诊：仍有眼睑、下肢浮肿，水肿减轻，每晚夜尿2～3次。2021年1月19日查尿蛋白弱阳性，隐血(＋＋)；肾功能：肌酐49 μmol/L，风湿三项正常。称体重每日1次。

处方：生白术(颗粒)2包，桂枝(颗粒)3包，甘草(颗粒)2包，茯苓(颗粒)2

包,猪苓(颗粒)2包,黄芪(颗粒)4包,肉苁蓉(颗粒)2包,川芎(颗粒)2包,麻黄(颗粒)2包,积雪草(颗粒)1包,15剂,每日1剂,150 mL热开水冲服。

2021年3月4日三诊: 水肿较前减轻,怕冷好转,每晚夜尿2次,大便正常,舌体胖大,脉沉。血糖控制在8～9 mmol/L。前方基础上,积雪草(颗粒)加量为2包,并加用乌药(颗粒)2包,益智仁(颗粒)2包,芡实(颗粒)2包,15剂。

2021年4月1日四诊: 双下肢水肿消退,眼睑水肿,大便干结,舌质红,舌体胖大,苔薄黄稍厚,脉沉滑。中药守前方,麻黄(颗粒)减量为1包,15剂。

2021年4月22日五诊: 双下肢水肿消退,双眼睑水肿,夜尿2次。血糖8.4 mmol/L。在前方基础上去麻黄,加泽兰(颗粒)2包,15剂。后电话回访,患者水肿全消,夜尿1次,空腹血糖5.4 mmol/L。

按语: 糖尿病肾脏疾病责之糖尿病日久,若早中期未有效治疗,病情持续进展,阴阳两虚,肾脏衰败,浊毒泛滥,肾功能重度下降,病变可累及全身脏腑,蛋白尿、水肿加重,直至肾衰竭。本例患者以水肿为主要见症,患者双眼睑、下肢(以足背为主)轻度浮肿,怕冷,舌淡,舌体胖,每晚夜尿2～3次,考虑为脾肾阳虚证,治疗以健脾补肾,温阳利水为法。以五苓散合苓桂术甘汤加味,加黄芪、肉苁蓉、金蝉花、川芎。五苓散由猪苓、泽泻、白术、茯苓、桂枝组成,有温阳化气,利湿行水的功效,常用于肾性水肿之脾肾阳虚,气化不利证,凡水肿合并小便不利者(尿频、尿多、尿少、无尿、遗尿等)皆可加减运用。小便不利是首要症状,病机为膀胱气化不利,这是应用五苓散的关键。苓桂术甘汤出自张仲景《金匮要略》:"茯苓四两,桂枝、白术各三两,甘草二两。上四味,以水六升,煮取三升,分温三服。"具有温阳化饮,健脾利湿的作用,主治中阳不足之痰饮。阳虚势必气虚,水泛又损伤阳气。因此,在方中加入黄芪益气,肉苁蓉补肾阳,全方益气温阳利水。金蝉花又名蝉花,与冬虫夏草同属虫草类,作为名贵中药冬虫夏草的替代药物,近年来在治疗肾脏病方面取得了很好的临床疗效及科研成果,得到了认可。血不利则为水。谈平认为本病多夹有血瘀,从络辨治方能直捣病巢,活血化瘀贯穿疾病治疗的始终,故加用川芎活血行气。谈平临证常常把泽泻替换为泽兰,以增强活血利水之效。鉴于患者夜尿频,复诊时又加用了乌药、益智仁、芡实补肾温阳,固肾缩尿。

参考文献

[1] 中华医学会肾脏病学分会专家组.糖尿病肾脏疾病临床诊疗中国指南[J].中华肾脏病

杂志,2021,37(3):255-304.
[2] 谈平,陈理霞,曾翠青,等.自拟黄龙红蛭汤配合西药治疗糖尿病肾脏疾病的临床研究[J].世界中西医结合杂志,2010,5(6):505-507.
[3] 唐红.陈以平运用牛蒡子治疗糖尿病肾病经验[J].上海中医药杂志,2013,47(7):27-28.
[4] 钟宇飞,何丹,李建英.经方治疗肾性水肿研究概况[J].河南中医,2021,41(7):1007-1011.
[5] 王宇凰,郑蓉,朱戎.金蝉花治疗慢性肾脏病的实验研究进展[J].临床医药文献电子杂志,2020,7(13):184-185.

(段小军,董金莉,吴东明)

第七节 痛风性肾病

痛风是由于尿酸盐累积过饱和而以晶体形式析出,进而诱发机体炎症反应的一种代谢性风湿病。痛风主要临床表现为高尿酸血症,是嘌呤代谢障碍引起的尿酸生成增多或(和)尿酸排泄减少导致并沉积于关节、软组织、骨骼、肾脏等处所致的疾病。临床上多见下肢足趾关节红肿疼痛,常在夜间发作,久病可有关节畸形。尿酸盐晶体沉积于肾间质,可导致间质性肾炎,严重者引起肾小球硬化,表现为血尿、蛋白尿、肾功能减退,进而出现肾功能衰竭、水肿,甚至进展为终末期肾病[1]。

"痛风"病名中医文献早有记载,属"痹证"范畴,又称白虎历节,亦有认为属痛痹或风痹。痛风之名,始于李东垣、朱丹溪,朱丹溪《格致余论·痛风》提出:"彼痛风者,大率因血受热,已自沸腾,其后或涉水,或立湿地,或偏取凉,或卧湿地,寒凉外搏,热血得寒,污浊凝涩,所以作痛,夜则痛甚,行于阴也。"《黄帝内经》谓之贼风,后人谓之痛风。《金匮要略·中风历节病脉证并治》:"寸口脉沉而弱,沉即主骨,弱即主筋,沉即为肾,弱即为肝,汗出入水中,如水伤心,历节黄汗出,故曰历节。"从临床症状看其发病特征,多以中老年,形体丰腴,或有饮酒史,喜进膏粱肥甘之人为多[2];关节疼痛以夜半为甚,且有结节,或溃流脂液。后期出现少尿、水肿等痛风性肾病临床表现,中医可命名为"肾痹""水肿""虚劳"。

一、病因病机

《万病回春·痛风》曰:"所以膏粱之人,多食煎炒、炙爆、酒肉热物蒸脏腑,所以患痛风、恶毒、痛疽者最多。"谈平认为发病与脾、肾相关,脾为先天之本,因先天禀赋不足,或嗜食肥甘、酒肉、海腥,脾主运化,膏粱厚味阻碍运化功能;肾为五脏六腑之本,为后天之本,先天禀赋不足抑或后天伤肾,肾失藏泄,水湿、痰饮、浊热停滞,蕴为痰浊,痰浊久羁不解,化火化毒,则表现为发作期湿热蕴结之证。水湿之邪或从阳化热,或从阴化寒,或阴损及阳,或阳损及阴,表现为寒热错杂之证。疾病后期呈现因实致虚之病机特点,痰浊、湿热、瘀毒内阻,损伤脾肾,导致脾失健运,肾失藏泄[3]。如《诸病源候论》云:"水病无不由脾肾虚所为,脾肾虚则水妄行,盈溢皮肤而令周身肿满。"水湿之邪不去,蕴郁积聚,即可化热,而为湿热。加之饮食不节,嗜食醇酒、肥甘厚味,日久损伤脾脏,运化失司,日久及肾,肾虚水泛,湿浊瘀血内生,痰瘀互结,而发为本病。

二、辨证论治思路

谈平认为痛风性关节炎发作期以湿浊、寒热之邪为主,稳定期以脾肾亏虚为主,故临床辨证论治多围绕湿热、寒热、脾肾亏虚进行,处方选药多以通阳祛风除湿,配合健脾益肾类中药以改善症状,发作期多选用二妙加藤类药物。二妙散是治疗痛风的经典药对,配合藤类药物如鸡血藤、忍冬藤等祛风通络止痛。后期以脾肾亏虚为主,肾为水火之脏,藏人身元阴、元阳;脾运化功能有赖于肾气的蒸化及肾阳的温煦,肾的藏精纳气之职又依赖脾化生气血的功能,脾、肾二脏清浊代谢功能紊乱,浊毒内生,滞留血中,瘀结为患。脾虚日久、年老体衰或寒湿邪痹阻腰府,血行不畅,凝涩于脉,耗伤肾阳,可见腰痛、小便清长等。若患者素体阳盛,或湿浊血瘀日久化热伤阴,致肾阴亏虚,发为小便短赤、腰痛等。然阴阳互根互用,互为消长,肾阳虚与肾阴虚常伴随而见,不论哪方偏盛,在治疗时都应同时兼顾。在健运脾气的同时,兼补肾阴、肾阳,通过药物的搭配使用,改善症状,避免疾病的反复及加重,提高患者的依从性。具体辨证论治如下。

(一) 急性期

1. 湿热蕴结证

主症: 局部关节红肿热痛,兼有发热、恶风、口渴、烦闷不安或头痛汗出,小便短黄,舌红苔黄,或黄腻,脉弦滑数。

治法: 清热利湿,通络止痛。

处方: 四妙丸加减。

组成：黄柏 10 g，苍术 15 g，牛膝 15 g，薏苡仁 30 g，羌活 10 g，防风 10 g，葛根 15 g，白术 15 g，当归 10 g，党参 10 g，甘草 5 g，苦参 10 g。

方解：黄柏清利下焦湿热；薏苡仁渗湿消肿；牛膝补肝肾，强筋骨，引热下行，湿淫于内，治以苦温；羌活苦辛，透关利节而胜湿；防风甘辛温，散经络中留湿，故以为君。水性润下，葛根苦辛平，味之薄者，阴中之阳，引而上行，以苦发之也；白术苦干温，和中除湿；苍术体轻浮，气力雄壮，能去皮肤腠理之湿，故以为臣。血壅而不流则痛，当归身辛温以散之，使气血各有所归；党参、甘草甘温，补脾胃，养正气，使苦药不能伤胃；湿热相合，肢节烦痛，苦参苦以泄之也。凡酒制炒药物，以为因用。气味相合，上下分消其湿。

2. 寒湿痹阻证

主症：局部关节肿大疼痛，遇寒加重，兼有发热、恶风、口渴、烦闷不安或头痛汗出，小便短涩，舌淡，苔腻微黄，脉弦滑。

治法：通阳行痹，祛风除湿，和营止痛。

处方：桂枝芍药知母汤加减。

组成：白芍 15 g，知母 15 g，甘草 10 g，附子 10 g（先煎），赤芍 20 g，金蝉花 15 g，鸡血藤 20 g，忍冬藤 20 g，葛根 15 g，桂枝 15 g。

方解：该方由桂枝汤去大枣加麻黄、白术、知母、防风、附子而成。方中以桂枝祛风通阳；桂枝去枣加麻黄以助其通阳，加白术、防风以伸脾气，加知母、附子以调其阴阳，谓欲制其寒则上之郁热已甚，欲治其热则下之肝肾阳已痹，故桂、芍、知、附寒热辛苦并用而各当也。全方共奏通阳行痹，祛风除湿，和营止痛之效。

（二）稳定期

脾肾亏虚证

主症：关节疼痛，经久不愈，时常反复发作，甚至关节变形，腰膝酸软，神疲乏力，气短懒言，面色无华，肢肿，舌淡，苔白，脉细无力。

治法：补益气血，调补脾肾。

处方：参芪地黄汤加减。

组成：黄芪 15 g，党参 15 g，地黄 15 g，山茱萸 15 g，山药 15 g，茯苓 15 g，牡丹皮 15 g，白术 15 g，山栀子 10 g。

方解：方中以熟地黄滋阴补肾，益精填髓；山茱萸收敛固脱，补肝益肾；山药健脾固肾，补虚涩精；此三者补肝脾肾阴，以补肾阴为主。牡丹皮清热凉血，活血化瘀；黄芪补中益气；党参补脾生津；茯苓健脾宁心，利水渗湿。诸药合用，起到补益气血，调补脾肾的作用。

三、中西医结合治疗经验

大多痛风性肾病患者早期并无特异性症状与体征，但予相关检查后，发现有血尿酸和血肌酐升高、血尿、蛋白尿、尿酸盐结晶等异常变化。若仅靠中医四诊辨证指导临床用药，难取验效。谈平提出坚持中西医并重，二者结合治疗，辨病与辨证相结合，中药性味与现代药理相结合。中西医并用，辨病拟方施药，做到对痛风性肾病的及时诊治，防病渐进。在临床上，运用西医的诊断方法明确疾病，疾病早期根据西医指南制定适合的治疗方案，控制病情，预防进展，避免慢性肾衰竭的发生。根据痛风性关节炎、痛风性肾病临床特征、病理特点，进行中医辨证分期、分型。

在遣方用药时，根据中医辨证分期、分型进行论治，无症状期的主要治疗目标为降尿酸，可采用具有降尿酸作用的药物，如土茯苓、萆薢等。急性期"急则治其标"，以改善关节疼痛为主，治疗方法为清热解毒，祛湿泄浊。藤类药物既有活血通络，部分药物又有清热之功效，根据患者病情辨证论治，或清热，或利湿，或温经通络。在祛湿泄浊的基础上，加用藤类药物以清热利湿，活血通络止痛。治疗稳定期关键在于治本，以补益脾肾为主，加杜仲、续断、牛膝、狗脊等补肝肾，强筋壮骨，防止尿酸沉积对筋骨关节的损伤。配合桂枝、威灵仙等温经通络之品，起到温通止痛之效[4]。

四、临证心得与体会

痛风性关节炎常因外邪侵袭、饮食失节等多因素导致脾肾失调，痰湿浊瘀流注关节发病，正气不足为发病之本，痰湿浊瘀为发病之标。谈平在总结前人病因病机及治法治则基础上，认识到急性期以痰浊、湿热为主，故前期以化瘀祛痰，清热利湿为主，多用黄柏、苍术、法半夏、茯苓、荷叶、苦参等祛湿清热之品，配合鸡血藤、忍冬藤、威灵仙等活血通络药物[5]，如病情进展，则考虑先天脾弱，肾精不足，后天失养，脾肾不固，脾肾亏虚，运化功能失职，致痛风性肾病、慢性肾衰竭[6]。慢性肾衰竭的基本病机为本虚标实，脾肾亏虚为本虚，水湿（湿热）、血瘀为标实，本虚与标实相互影响，脾肾亏虚，湿浊内生，有湿就有血瘀，有湿就有湿热，血瘀与湿热的长期顽固存在，又会进一步加重正气的耗损,使肾功能不断恶化。续断、杜仲、牛膝等补肝肾,强筋骨之品,可强化筋骨止痛。配合威灵仙、刘寄奴活血通络之品,进一步改善瘀血,通过辨证使用可改善痛风性肾病患者的临床症状、提高生活质量、保护和延缓残存肾功能。

五、验案举隅

验案 1 刘某,男,58 岁,2022 年 6 月 9 日初诊。

主诉: 反复手指关节红肿热痛 20 年。

右手背外侧手指关节红肿热痛,口干,纳眠可,二便正常,舌质红,苔黄腻,脉弦。专科检查:右手背外侧手指关节红肿、疼痛明显,皮温高,未见痛风石形成。血尿酸 480 μmol/L。

西医诊断: 痛风性关节炎。

中医诊断: 痛风。湿热蕴结证。

治法: 清热除湿,通络止痛。

处方: 妙藤方加减。炒苍术 10 g,黄柏 10 g,牛膝 10 g,薏苡仁 30 g,鸡血藤 30 g,忍冬藤 30 g,醋乳香 10 g,醋没药 10 g,炒白术 5 g,5 剂。嘱低嘌呤饮食,多饮水。

2022 年 6 月 13 日二诊: 右手背外侧手指关节红肿热痛消除,口干,纳眠可,二便正常,舌质红,苔黄腻,脉弦。

处方: 炒苍术 10 g,黄柏 10 g,牛膝 10 g,薏苡仁 30 g,鸡血藤 30 g,忍冬藤 30 g,炒白术 5 g,威灵仙 15 g,石菖蒲 15 g,土茯苓 20 g,5 剂。嘱低嘌呤饮食,多饮水。后电话告知复查血尿酸 250 μmol/L。

按语: 本案中年男性,病程长,症见右手背外侧手指关节红肿热痛,口干,纳眠可,二便正常,舌质红,苔黄腻,脉弦。中医辨证为湿热蕴结,治疗以清热除湿,通络止痛为原则,以妙藤方加减。妙藤方是在朱丹溪二妙散(苍术、黄柏)的基础上加鸡血藤、忍冬藤类药物组成。黄柏药性苦寒,清热燥湿,归肾、膀胱经,擅清下焦湿热,又善清泻肾脏虚火,补肾水之不足,为君药。现代药理研究表明,黄柏本身可调节细胞免疫、保护肾脏、抗炎。苍术药性苦燥微温,健脾燥湿,助标本兼治,为臣药。二药相制,使药性平和,以防损伤胃气,是治疗痛风的经典药对。鸡血藤具有活血止痛,舒筋活络的功效,忍冬藤具有疏风通络的功效,薏苡仁药性甘淡,可健脾渗湿除痹,兼能利经络,可助苍术健脾燥湿,为佐药。牛膝药性苦甘,可活血化瘀,补益肝肾,利水通淋,又可引药直达下焦,为使药。威灵仙具有祛风湿,通经络的功效,土茯苓可利关节,谈平多用于痛风性肾病伴关节红肿疼痛者。研究认为土茯苓含有异黄杞苷和黄杞苷,是降尿酸活性的主要物质。整个治疗方案药味精简、用药平和,看似平淡无奇,实则辨证施治准确、突出重点,故收效显著。谈平在二妙散基础上加用藤类药物以达活血止痛,舒筋活络的效果,能达到关节止痛的良效。

验案2 王某,男,67岁,2019年3月25日初诊。

主诉：左足、右膝关节肿痛2个月。

左足第一足趾外侧、右膝关节红肿,肤温不高,疼痛明显,发作与食用海鲜有关,口干,腰膝酸软,纳眠可,夜尿多,每晚3次,大便正常,舌质淡,苔薄黄,脉弦。专科检查：左足第一足趾外侧、右膝关节红肿、疼痛明显,皮温不高,未见痛风石形成。血尿酸540 μmol/L,血肌酐255 μmol/L。

西医诊断：痛风性肾病。

中医诊断：痛风。肾精亏虚,经络痹阻证。

治法：滋补肝肾,通络止痛。

处方：续断15 g,杜仲15 g,刘寄奴10 g,牛膝20 g,葛根30 g,桂枝5 g,狗脊15 g,威灵仙15 g,山楂15 g,苦参10 g,荷叶20 g,5剂。嘱低嘌呤饮食,多饮水。

2019年4月5日二诊：左足第一足趾外侧、右膝关节红肿消除,疼痛缓解,口干减轻,腰膝酸软改善,纳眠可,二便正常,舌质淡红,苔薄黄,脉弦。血尿酸400 μmol/L,血肌酐105 μmol/L。效不更方,续服上方7剂。后电话告知,疼痛消失,指标正常。

按语：本案老年男性,病程不长,左足第一足趾外侧、右膝关节红肿,肤温不高,疼痛明显,发作与食用海鲜有关,口干,腰膝酸软,纳眠可,夜尿多,每晚3次,大便正常,舌质淡,苔薄黄,脉弦。中医辨证为肾精亏虚,经络痹阻,治以滋补肝肾,通络止痛,方以补益肝肾药物为主。《景岳全书》记载："盖人之始生,本乎精血之原,人之既生,由乎水谷之养,非精血无以立形体之基,非水谷无以成形体之壮。精血之司在命门,水谷之司在脾胃,故命门得先天之气,脾胃得后天之气也。是以水谷之海,本赖先天为之主,而精血之海,又必赖后天为之资。"肾元乃人身一切生命过程的动力和约束,若肾元亏虚,温煦和凉降功能失调,故不耐冷热。肾司前后二阴,肾元亏虚则夜尿频,腰膝酸软。方中选用续断、杜仲、刘寄奴、狗脊补肝肾,强筋骨;桂枝、葛根温通阳气,舒筋活络;山楂、荷叶、苦参等祛湿清热之品利于尿酸排泄。二诊血尿酸和血肌酐均有改善,守方图痊。全方诸药合用,共奏补益肝肾,祛邪通络之功。

参考文献

[1] 王玉娟,闫文君,张单华,等.中医药治疗尿酸性肾病的研究进展[J].中医学报,2023,38(298):547-555.

[2] 张敬超,林燕.痛风性肾病中医药治疗研究进展[J].中华医学·湿证,2019,11(7):64-67.

[3] 张玲,黎颖,张太君,等.慢性高尿酸血症肾病的中医治疗研究进展[J].实用中西医结合临床,2019,19(6):179-180.

[4] 林凤平,任开明,宋恩峰,等.威灵仙对尿酸性肾病大鼠的实验研究[J].中成药,2006(6):842-845.

[5] 李娜,王坤,李琦.加味忍冬藤汤对尿酸性肾病湿热内蕴证患者血尿酸、血β2微球蛋白的影响[J].四川中医,2020,38(9):125-128.

[6] 张保球,杨炎珠.隔附子饼灸结合针刺对痛风性肾病的干预研究[J].内蒙古中医药,2017,36(12):94-95.

(林冬晶,董金莉)

第八节 尿路感染

尿路感染是指由于机体免疫力降低,感染病原微生物,导致各种病原微生物在尿路各处生长、繁殖,引起局部的膀胱刺激症状,或上行至肾,引起急性肾盂肾炎等。西医学治疗尿路感染是通过尿培养获得致病病原微生物,选择敏感的抗生素进行治疗。治疗不及时,或用药力度不够,或致病病原微生物对抗生素产生耐药性,都会导致疗效不佳,并可能发展成为慢性尿路感染。中医药治疗尿路感染不局限于杀菌一端,而是提高局部或全身免疫力和修复力,整体改善人体微环境,调节尿道微生物[1]。

"淋"最早出自《素问·六元正纪大论》,其言:"其病中热胀……小便黄赤,甚则淋。"《景岳全书·淋浊》记载:"淋之初病,则无不由乎热剧,无容辨矣。"《圣济总录·卒淋》云:"论曰卒淋者,缘下焦有热,传入膀胱……今热在下焦,故其病如此。"张仲景在《金匮要略》中指出"热在下焦者"乃淋证之要。

一、病因病机

尿路感染当属中医"淋证"范畴。"淋"之病名,首见于《素问·六元正纪大论》。《金匮要略·消渴小便不利淋病脉证并治》描述淋证的症状为:"淋之为病,小便如粟状,小腹弦急,痛引脐中。"尿路感染的病理因素包括寒、热、湿、郁、瘀、虚等。正虚常是尿路感染的内在原因,湿热贯穿尿路感染的始终,可由气郁引起,寒邪侵袭是诱发尿路感染的因素,血瘀是慢性尿路感染病程迁延、久病入络的结果。淋证中,以湿热下注所致者为热淋;情致不舒,疏泄失调导致者为气淋;正气不足,御邪无力,邪气侵袭者为劳淋[1]。

二、辨证论治思路

谈平指出"清热祛湿,疏肝解郁,固护正气,补中益气"是治疗尿路感染的主要方法。泌尿道感染常起病较急,治疗时应遵循"急则治标,缓则治本"的原则。湿热逗留是淋证迁延难愈的关键,治疗上应抓住膀胱湿热这一主线,清热利湿解毒贯穿全程。同时也要根据湿热来源,从根源上解决问题。虽以清利湿热为主,但不可过用苦寒。先着眼于清除膀胱湿热,有效控制病情进展,减轻患者痛苦;再行益气健脾补肾,以标本兼治。具体辨证论治方法如下。

(一)膀胱湿热证

主症:小便频数涩痛,淋漓不尽,尿色黄赤,或小腹及腰骶部酸胀疼痛,或有轻微发热,口干欲饮,大便秘结,舌红,苔黄腻,脉滑数或洪数。

治法:清热利湿通淋。

处方:八正散加减。

组成:瞿麦20 g,萹蓄20 g,车前子30 g,滑石30 g(包煎),萆薢30 g,大黄5 g,黄柏15 g,蒲公英20 g,紫花地丁20 g,生甘草10 g。伴寒热,口苦,呕恶,加黄芩、柴胡以和解少阳;伴大便秘结,腹胀,重用生大黄、枳实以通腑泄热;阳明热证,加知母、石膏清气分之热;热毒弥漫三焦,用黄连解毒汤合五味消毒饮以清热泻火解毒;气滞,加青皮、乌药;湿热伤阴,去大黄,加生地黄、知母以养阴清热;血尿,加白茅根、小蓟、蒲黄以凉血化瘀止血;尿中有砂石,加金钱草、海金沙、鸡内金等以通淋排石。

方解:八正散出自《太平惠民和剂局方》,是治疗热淋的代表方,临证应用广泛。方中以滑石、木通为君药。滑石善滑利窍道,清热渗湿,利水通淋,《药品化义》谓之:"体滑主利窍,味淡主渗热。"木通上清心火,下利湿热,使湿热之邪从小便而去。萹蓄、瞿麦、车前子为臣,三者均为清热利水通淋之常用品。佐以山栀子仁清泄三焦,通利水道,以增强君、臣药清热利水通淋之功;大黄荡涤邪热,并能使湿热从大便而去。甘草调和诸药,兼能清热,缓急止痛,是为佐使之用,加灯心以增利水通淋之力。

(二) 肝气郁滞证

主症:小便淋漓涩痛,牵引小腹拘急胀痛,口苦口干,或情志抑郁不舒,或胸胁胀满,女性可出现经前乳房胀痛,痛经等,舌红,苔白腻,脉弦。

治法:疏肝理气通淋。

处方:沉香散加减。

组成:沉香 5 g(后下),石韦 20 g,滑石 30 g,当归 15 g,陈皮 10 g,白芍 15 g,冬葵子 20 g,甘草 10 g,王不留行 20 g。气郁化火,见舌质红,苔薄黄,加龙胆草、山栀子、丹皮以清肝泻火;气滞津停,日久化热,湿热内蕴,加车前子、泽泻、萹蓄、瞿麦以清热利尿通淋。

方解:沉香散为气淋的代表方。方中沉香、橘皮疏达肝气;配合当归、王不留行以行下焦之气血;而石韦、冬葵子、滑石能通利水道。

(三) 中气下陷证

主症:小便不甚赤涩,溺痛不甚,但淋沥不已,时作时止,遇劳即发,腰膝酸软,神疲乏力,病程缠绵,舌质淡,脉细弱。

治法:健脾益肾。

处方:无比山药丸加减。

组成:熟地黄 20 g,山茱萸 20 g,山药 20 g,菟丝子 15 g,肉苁蓉 20 g,杜仲 15 g,巴戟天 20 g,五味子 10 g,牛膝 20 g,茯苓 20 g,泽泻 30 g,赤石脂 20 g(煅)。脾虚气陷,症见少腹坠胀,小便点滴而出,合补中益气汤同用以益气升陷;肾阴亏虚,症见面色潮红,五心烦热,舌质红,脉细数,合知柏地黄丸同用以滋阴降火;肾阳虚衰,症见面色少华,畏寒怯冷,四肢欠温,舌质淡,苔薄白,脉沉细者,合右归丸以温补肾阳。

方解:无比山药丸为劳淋的代表方。方中山药、茯苓、泽泻健脾利湿;熟地黄、山茱萸、巴戟天、菟丝子、杜仲、牛膝、五味子、肉苁蓉、赤石脂益肾固涩。全方健脾补肾为主以恢复脾肾功能,辅以利湿泄浊,促进机体功能的恢复,扶正以祛邪,祛邪促正复。

三、中西医结合治疗经验

尿路感染急性期以抗感染为主,中西医联合疗效显著,利用西医的检查结果便于评估尿路感染的严重程度,以及感染的病原微生物,根据敏感药物进行西药口服,结合辨证中药汤剂治疗,可以大大缩短用药疗程,及时恢复健康。慢性期或顽固性尿路感染,尤其是多重耐药的尿路感染,西医治疗较为棘手。中医药利用辨证论治,精准施治,可以很快改善临床症状,促进正气的恢复,促进机体抵抗力、修复力的恢复,减轻感染。

尿路感染急性发作期病性属实证、热证,湿热之邪蕴结膀胱是其主要发病机制,因此治疗大法在于通淋,使湿热之邪从二便分利而出。清热解毒,利湿通淋药贯穿治疗之始终。可在辨证用药的基础上,根据细菌培养结果,选用中药。如对大肠杆菌有抑制作用的中药:白花蛇舌草、四季青、鱼腥草、徐长卿、蒲公英、穿心莲、地榆、鸭跖草、千里光等;对金黄色葡萄球菌和铜绿假单胞菌有抑制作用的中药:半枝莲、夏枯草、地锦草、金银花、连翘、黄芩、铁苋菜、凤尾草、海金沙等;具有广谱抗菌作用的中药:大青叶、板蓝根、栀子、紫花地丁、重楼等[2]。

慢性期健脾补肾,扶助正气与提高免疫力相结合。长期服用抗生素抑菌治疗,易产生耐药性,并且毒副作用较明显。在慢性期阶段,中医辨证施治以健脾补肾为主,目的在于调节免疫功能,防止病情复发。顽固性尿路感染病情反复,与患者的免疫力相关,西医学研究表明,人体免疫功能即体液免疫功能和细胞免疫功能正常时,人自身的尿路黏膜有抵抗能力。

四、临证心得与体会

谈平认为尿路感染是临床常见病、多发病,湿热为标,贯穿尿路感染始终;肾虚为本,是发生尿路感染的内在原因。尿路感染基本病位在肾与膀胱,但与五脏六腑均密切相关,因此,在诊治过程中当辨明标本虚实及病变脏腑,从而达到更好的治疗效果。治疗上,急性期以祛邪为主,清利湿热;病情迁延或发展为慢性期,则以扶正为主,祛邪为辅,调补肝、脾、肾,益气养阴。对于特殊人群如女性、老年人等的尿路感染,则应根据体质和不同时期的生理特点施治。

五、验案举隅

符某,女,57岁,2019年6月13日初诊。

主诉:尿色改变,伴尿痛、尿频5日。

患者5日前无明显诱因出现尿急、尿痛,尿色深黄,无发热,小腹拘急,无腰痛,在当地诊所输液治疗5日(具体用药不详),症状无减轻。2019年6月13日尿液分析:红细胞241个/μL,白细胞1 145个/μL,尿蛋白(+)。刻下:尿频、尿急、尿痛,小便灼热,舌红,苔黄腻,脉滑数。

西医诊断:尿路感染。

中医诊断:淋证。膀胱湿热证。

治法:清热利湿。

处方:八正散加减。车前草20 g,川木通10 g,萹蓄20 g,薏苡仁20 g,瞿麦20 g,滑石20 g,甘草10 g,栀子10 g,白茅根30 g,黄柏15 g,5剂。

2019年6月18日二诊:尿频、尿急明显减轻,无尿痛。复查尿液分析,红细胞4个/μL,白细胞15个/μL,尿蛋白阴性。舌淡,苔薄黄,脉滑。效不更方,守原方续服5剂,巩固善后。

按语:本病属于淋证之膀胱湿热。中医认为淋证多为实证,起病急,多见于中青年,患者多无复杂基础病,因秽浊之气内侵,或外感风寒入里化热,出现排尿涩痛,小便黄赤,甚则排尿不畅,小腹急痛,或胀痛,或绞痛,或热痛。叶天士在《温热论》中言:"渗湿于热下,不与热相搏,势必孤矣。"因病位在下,热又蕴含在湿之中,重清热恐湿中再次生热,正如《辨证录》所言:"湿既难泻,淋何能即愈哉。"故清热、利湿之中更重视利湿,药用滑石、甘草、黄柏以清热,萹蓄、瞿麦、木通、车前草以利尿通淋,湿热之邪较甚,加白茅根以养阴清热,薏苡仁清热祛湿。舌红者较为多见,考虑心开窍于舌,加用栀子清心热。全方重抓病机,分清主次,疗效显著。

参考文献

[1] 李仕仪,林燕.名老中医治疗尿路感染的经验总结[J].内蒙古中医药,2022,41(11):80-83.

[2] 宋榕斌,张喜奎.张喜奎论治淋证经验[J].江西中医药大学学报,2020,32(3):24-26.

(罗慧平,段小军,关玉龙)

第九节　慢性肾盂肾炎

慢性肾盂肾炎是致病微生物感染引起的慢性炎症，主要侵犯肾间质和肾盂、肾盏组织。由于炎症的持续和（或）反复发生，导致肾间质、肾盂、肾盏的损害，形成瘢痕，以至发生肾萎缩和（或）慢性肾衰竭。患者可能仅有腰酸和（或）低热，可无明显的尿频、尿急和尿痛症状，其主要表现是夜尿增多、尿中有少量白细胞和蛋白等。患者常有长期或反复发作的尿路感染病史，晚期可出现肾功能不全甚至尿毒症[1]。本病属于中医学"淋证""腰痛""劳淋""虚劳"等范畴。《诸病源候论·淋病诸候》中提到"诸淋者，由肾虚而膀胱湿热故也"，说明淋证发病位置在肾、膀胱处，而且表明此二者存在相关性。

一、病因病机

谈平认为本病急性期以实证多见，缓解期以虚实夹杂、本虚标实为主。病位在肾与膀胱，内因是脾肾虚；外因为湿热，血瘀为常见病理产物。肾气不足，水液难以蒸腾，湿邪下注下焦，膀胱气化不利；或湿滞脾胃，脾气受损，运化失司，湿邪内停，下注膀胱，郁而化热，而成为本病。《医碥·淋》亦云："淋证大概肾虚膀胱热，肾虚则火动，常欲泄而不能藏，故数；膀胱热则水道枯涩，故渗出涩滞，数而且涩，茎中痛，淋沥不宣，故谓之淋。"李中梓《证治汇补·下窍门》"劳淋遇劳即发，痛引气冲，又名虚淋"，指出了其临床特点以及遇劳即发的病机。

谈平认为湿热贯穿疾病始终，湿热疾病初起，湿热之邪蕴积下焦，膀胱气化功能失常，主要表现为尿频、尿急、尿痛、尿道灼热，以急性发作期最为明显。湿热之邪，其性黏腻，若治不得法，湿热余邪未尽，停蓄下焦，上犯于肾，或久病耗伤正气，致脾肾亏虚，致使病情缠绵难愈。《医学衷中参西录·治淋浊方》："劳淋之证，因劳而成，其人或劳力过度，或劳心过度，或房劳过度，皆能暗生内热，耗散真阴，阴亏热炽，熏灼膀胱，久而成淋。"

二、辨证论治思路

慢性肾盂肾炎以脾肾虚挟有湿热多见，久病则夹血瘀。谈平认为慢性肾盂肾炎的治疗原则以祛邪扶正为核心，湿热贯穿疾病全程。故治疗以清热利湿,健脾益肾,活血化瘀为原则。林云鑫等挖掘分析慢性肾盂肾炎的中医用药规律发现,现代医家治疗慢性肾盂肾炎的用药,在清热利湿的同时,又兼顾健脾益肾,益气养阴[2]。

(一) 湿热蕴结证

主症：小便频数短涩,灼热刺痛,溺色黄赤,少腹拘急胀痛,口干口苦,不欲饮食,腰痛拒按,四肢乏力,大便黏腻不爽,舌质红,苔黄腻,脉滑数。

治法：清热解毒,利湿通淋。

处方：八正散加减。

组成：瞿麦 10 g,萹蓄 10 g,车前子 10 g,滑石 30 g(先煎),通草 10 g,栀子 10 g,蒲公英 10 g,黄柏 10 g,山药 10 g,茯苓 10 g,薏苡仁 20 g。胁痛甚,加川楝子、延胡索;呕恶,加姜竹茹、生姜;口干口苦,加黄连;纳少,加陈皮、焦谷芽、焦麦芽。

方解：方中瞿麦、萹蓄清热泻火,利水通淋,为君药。黄柏、木通、滑石、车前子清热利湿通淋,山药、茯苓、薏苡仁健脾祛湿,起到顾护脾胃作用,为臣药。栀子、大黄泻热降火,为佐药。炙甘草调和诸药,为佐使药。诸药相伍,共奏清热解毒,利湿通淋之效。

(二) 脾肾两虚,湿热未尽证

主症：尿急,尿后余沥不尽,气短乏力,食少便溏,腰酸膝软,面浮肢肿,困倦乏力,腹胀纳呆,舌质淡,苔白,脉沉无力。

治法：温补脾肾,清热通淋。

处方：无比山药丸加减。

组成：山药 20 g,肉苁蓉 20 g,五味子 15 g,菟丝子 10 g,杜仲 10 g,牛膝 20 g,泽泻 10 g,生地黄 10 g,山茱萸 15 g,茯苓 15 g,巴戟天 15 g,黄芪 30 g,半枝莲 15 g,马齿苋 15 g,白花蛇舌草 15 g,甘草 5 g。尿少浮肿,重用茯苓、泽泻;畏寒肢冷,加附子、肉桂;尿自遗,加沉香、小茴香、王不留行;湿浊重,加石菖蒲、佩兰。

方解：方用山药益肾健脾,为君药;辅以地黄、五味子、山茱萸培补真阴,肉苁蓉、菟丝子、杜仲、巴戟天、黄芪温补肾虚,健脾补中,为臣药;茯苓、泽泻泄肾浊,化水湿,阴阳并补,补中有运,补而不滞;半枝莲、马齿苋、白花蛇舌草清热通淋,共为佐药;炙甘草调和诸药,为使药。

(三) 肾阴不足,湿热留恋证

主症：尿频、尿急、尿痛或小便淋沥不畅,反复发作,眩晕耳鸣,时有低热或五心烦热,夜寐不安,甚则盗汗,腰膝酸软,或有血尿,舌红苔少,或舌根黄腻,脉细数或虚数。

治法：滋补肾阴,清利湿热。

处方：知柏地黄汤加减。

组成：生地黄 15 g,山茱萸 15 g,山药 15 g,茯苓 10 g,牡丹皮 15 g,泽泻 15 g,黄柏 15 g,知母 15 g,地骨皮 15,萹蓄 15 g。眩晕,加枸杞子、菊花;盗汗,加牡蛎、浮小麦;尿色鲜红,加小蓟、墨旱莲、石韦;湿热较重,小便涩痛明显,加车前草、瞿麦、滑石、鱼腥草;腰酸痛明显,加金毛狗脊、巴戟天、杜仲、肉苁蓉以补肾壮腰。

方解：本方由六味地黄丸加知母、黄柏而成。方中六味地黄丸滋肾、肝、脾之阴,以滋肾阴为主,是谓"三补";泽泻利湿浊,牡丹皮泄相火,茯苓渗脾湿,是谓"三泻";知母、黄柏降相火,泻肾火。地骨皮清热凉血,萹蓄利尿通淋。诸药合用,共奏滋补肾阴,清利湿热之功效。

(四) 中气下陷,余邪未清证

主症：小便涩滞,淋沥不畅,欲便不得出,少腹坠胀,时有头晕目眩,神疲乏力,少气懒言,纳差,饮食不耐油腻,大便质稀,舌淡,苔白腻,脉细缓。

治法：补中益气,佐以清热利湿。

处方：补中益气汤加减。

组成：黄芪 20 g,炙甘草 5 g,人参 10 g,当归身 10 g,陈皮 5 g,升麻 10 g,柴胡 10 g,白术 10 g,茯苓 15 g,生薏苡仁 30 g,车前子 15 g。浮肿明显,加大腹皮、木瓜、白茅;有瘀血征象,加红花、泽兰;小便频数,加芡实、金樱子、生龙骨、生牡蛎。

方解：方中重用黄芪,味甘微温,入脾、肺经,补中益气,为君药。配伍人参、甘草、白术补气健脾,为臣药,与黄芪合用,以增强其补中益气之功。血为气之母,气虚时久,营血亏虚,故用当归养血和营,协人参、黄芪以补气养血;陈皮理气和胃,使诸药补而不滞,共为佐药。并以升麻、柴胡升阳举陷,协助君药以升提下陷之中气,为佐使药。茯苓、生薏苡仁健脾祛湿;车前子清热利尿,渗湿通淋,炙甘草调和诸药,亦为使药。诸药合用,使气虚者补之,气陷者升之,佐以清热利湿。

(五) 瘀血阻络,湿热郁结证

主症：肋腰刺痛酸胀,少腹胀痛,尿频、尿急、尿痛或小便淋沥不畅反复发作,舌质紫暗或有瘀斑,脉细涩。

治法:活血通络,清利湿热。

处方:桃核承气汤加减。

组成:桃仁 10 g,桂枝 20 g,大黄 5 g,甘草 5 g,当归 10 g,赤芍 10 g,石韦 20 g。瘀血重,加红花、牛膝、地龙;腹胀便秘,改用大黄,加枳实;腰痛,加杜仲、续断,以及用络石藤、路路通、穿山甲通经活络等。

方解:方中桃仁破血行瘀,大黄下瘀泄热,二药合用,以逐下焦瘀热,是为君药;桂枝温通经络,当归补血活血,赤芍清热凉血,是为臣药;石韦利尿通淋,炙甘草甘平和中,缓和硝、黄峻攻之性,为佐使药。诸药相配,共奏活血通络,清利湿热之效。

三、中西医结合治疗经验

慢性肾盂肾炎急性发作期应以抗感染为主,慢性期运用中医辨证施治主要在于调节免疫功能,防止病情复发,充分显示中医药的独特优势[3]。

(一)现代药理与中医辨证相结合

慢性肾盂肾炎急性发作期,西医治疗具有优势,中医辨证施治可进一步提高疗效,减轻药物副作用,尽快缓解症状。目前临床在常规西药抗炎基础上联合中药汤剂辨证内服治疗,可显著避免抗生素的耐药性及不良反应损害,临床效果显著[4]。

慢性肾盂肾炎急性发作期病性属实证、热证,湿热之邪蕴结膀胱是其主要发病机制,因此治疗大法在于通淋,使湿热之邪从二便分利而出。清热解毒,利湿通淋贯穿治疗之始终。可在辨证用药的基础上,根据细菌培养结果,选用中药。如对大肠杆菌有作用的中药白花蛇舌草、四季青、鱼腥草、徐长卿、蒲公英、穿心莲、地榆、鸭跖草、千里光等;对金黄色葡萄球菌和铜绿假单胞菌有作用的中药半枝莲、夏枯草、地锦草、金银花、连翘、黄芩、铁苋菜、凤尾草、海金沙等;具有广谱抗菌作用的中药大青叶、板蓝根、栀子、紫花地丁、重楼等[5]。

目前有些中药汤剂的现代药理研究尚不透彻,对于抗菌作用机制、作用靶点等尚不清楚,但同样可以达到治疗目的,可能与中药多方位、多途径进行整体调节有关。比如八正散对普通大肠杆菌无明显抑制作用,但对尿道致病性大肠杆菌的菌毛表达和对尿道上皮细胞产生的黏附作用有抑制作用,并且该药治疗泌尿系感染的原理就是通过上述作用而使致病性大肠杆菌失去黏附作用。

慢性肾盂肾炎急性发作期患者通常具有不同程度的纳差、恶心呕吐、腰腹胀痛等伴随症状,使用西药抗生素的过程中也可能出现不同程度的胃肠道副作用。此时,如西医继续抗感染治疗,中医尚可从调理脾胃、消除不良反应方面对症处理,如根据辨证选用清热和胃,行气止呕为主或健脾益气,消滞开胃为主的方案进行治疗,从而尽快消除患者的不适症状,促进药物及营养物质的吸收,提高治疗效果。

(二)中医健脾补肾与增强免疫力相结合

慢性缓解期,部分患者容易病情反复,长期服用抗生素抑菌治疗,易产生耐药性,并且毒副作用较明显。在慢性期阶段,中医辨证施治以健脾补肾为主,目的在于调节免疫功能,防止病情复发。慢性肾盂肾炎病情反复,与患者的免疫力相关,研究表明,人体免疫功能即体液免疫功能和细胞免疫功能正常时,人自身的尿路黏膜有抵抗能力。

慢性肾盂肾炎缓解期,病性多属虚实夹杂,通常存在不同程度的免疫力低下,单用西药抗感染疗效欠佳,导致病程缠绵。此时湿热邪气未尽,正气已虚,中医可从提高机体免疫力方面着手,根据正邪关系,侧重补益祛邪方向,分别采用祛湿、益阴、助阳、补气、养血等治疗方案。现代药理学研究证实,中药汤剂可调整整体功能,提高和增强机体的抵抗力,减少感染发作频次。结合中医辨证及药理,选用一方面可调节机体免疫功能,另一方面可扶正抗菌的药物,发挥作用。中药可选用:① 补气类:黄芪、人参、党参、白术等;② 养血类:当归、川芎、地黄、何首乌、芍药、桑寄生、鸡血藤等;③ 温阳类:肉桂、巴戟天、菟丝子等;④ 清热解毒类:黄芩、黄连、车前子、金银花、蒲公英、知母等;⑤ 滋阴类:山茱萸、女贞子、生地黄、沙参、天冬、麦冬、墨旱莲、白芍、桑椹子、枸杞子、五味子等[3]。中药汤剂可选用:① 补气类:四君子汤、生脉散等;② 补血类:四物汤、归脾汤等;③ 温阳类:右归丸、肾气丸等;④ 滋阴类:左归丸、一贯煎等。

四、临证心得与体会

谈平擅长使用五苓散治疗慢性肾盂肾炎。五苓散具有利水渗湿,温阳化气之功效,主治膀胱气化不利之蓄水证。《伤寒论·辨太阳病脉证并治》:"太阳病,发汗后,大汗出,胃中干,烦躁不得眠,欲得饮水者,少少与饮之,令胃气和则愈。若脉浮,小便不利,微热消渴者,五苓散主之。"五苓散方中重用泽泻甘淡而寒,直达膀胱,淡渗水湿,为君药。臣以茯苓、猪苓增强淡渗利水之功。佐以白术燥湿健脾;又使茯苓以实脾利水;桂枝外解太阳之表,内助膀胱气化,助茯苓化气利水。谈平使用五苓散以通阳利水为主,温通并施,使阳气得复,湿热之邪得除,三焦通利,达到三焦气治脉络通而水道利的效果。根据慢性肾盂肾炎兼症特点进行加减。症见小腹坠胀,小便点滴而出之脾虚气陷,加黄芪、党参、升麻等以益气升陷;面色潮红,五心烦热,舌红少苔,脉细数之肾阴亏虚,加知母、黄柏、地黄等以滋阴降火;面色少华,畏寒怯冷,四肢欠温,舌淡,苔薄白,脉沉细之肾阳虚衰,加熟附子、山茱萸以温补肾阳等。李赛美根据多年临床经验,在五苓散的基础上,以薏苡仁代替猪苓,并加乌药、黄芪、熟附子,即自拟加味五苓散,加强了补气健脾及温阳利水之功,用于治疗各种泌尿系统疾病引起的小便不利且证属下焦虚寒,水湿内停的蓄水证患者,疗效显著[6]。有研究发现[7],五苓散加减联合西医基础治疗能明显改善再发性泌尿系感染患者尿频、尿急、尿痛,小便灼热感,腰酸痛等症状,能明显降低尿中细菌数,降低中医证候积分,显著提高再发性泌尿系感染的临床综合疗效,减少再发率。

谈平认为治疗慢性肾盂肾炎,重在补脾、肾,后天、先天相互滋生补中气,可从脾调理。在临床上,不少医家认为脾肾两虚证更为多见,或因脾土久虚而导致肾亏,或因肾亏而不能生土;二者之间存在着互为因果的关系。《脾胃论·脾胃胜衰论》:"大抵脾胃虚弱,阳气不能生长,是春夏之令不行,五脏之气不生。"李东垣提出"补肾不若补脾",认为脾、肾俱主生化,在脾、肾关系中,独重脾胃,提出"内伤脾胃,百病由生"。沈金鳌《杂病源流犀烛·虚损痨瘵源流》提出:"脾肾宜兼补。肾虚宜补,更当扶脾,即欲壮脾,不忘养肾可耳。"谈平认为肾为先天之本,脾为后天之本,先后天之本亏虚,气血生化乏源,正虚无力抗邪,故淋证病情反复。治疗上施以温脾为主兼以补肾、补肾为主兼以温脾以及温脾以治肾等治法。

五、验案举隅

沈某,女,43岁,2023年11月12日初诊。

主诉: 反复尿频、尿急、尿痛9年余,加重伴发热2日。

患者9年前无明显诱因下出现尿频、尿急、尿痛,伴头晕,无视物旋转,无恶心呕吐,无发热恶寒,无肉眼血尿,无明显腰痛,自行于药店购买左氧氟沙星、呋喃妥因肠溶片等药物口服,后症状好转。但反复发作,平均每年发作1~2次,曾多次门诊就诊,诊断为慢性肾盂肾炎,间断使用抗生素治疗,病情反复。刻下症见:神清,精神疲倦,尿频、尿急、尿痛,无肉眼血尿,无点滴尿,发热恶寒,头晕,无头痛,无视物旋转,恶心,无呕吐,口干口苦,无咳嗽咳痰,无胸闷痛,无气促,腰痛明显,食欲欠佳,睡眠差,大便偏稀,小便量多,舌紫暗,苔黄白腻,脉滑数。

西医诊断: 慢性肾盂肾炎急性发作。

中医诊断: 淋证。湿热蕴结证。

治法: 清热祛湿,通淋止痛。

处方: 北柴胡30g,黄芩片10g,甘草片5g,姜半夏10g,燀苦杏仁10g,肉豆蔻10g,薏苡仁30g,姜厚朴10g,通草5g,滑石15g,淡竹叶10g,党参片10g,生姜15g,大枣20g,盐车前子15g,川芎10g,4剂。

2023年11月15日二诊:尿频、尿急、尿痛较前稍缓解,无肉眼血尿,无点滴尿,暂无发热,头晕较前缓解,口干口苦缓解,腰痛明显,食欲欠佳,睡眠差,大便偏稀,小便量多,舌紫暗,苔黄腻,脉滑。在前方基础上去燀苦杏仁、薏苡仁、姜厚朴、滑石、淡竹叶、生姜、大枣、盐车前子、川芎,加萹蓄、瞿麦加强利湿通淋之功,蒲公英清热解毒,丹参活血化瘀。具体如下:北柴胡15g,黄芩片10g,党参片10g,甘草片5g,法半夏10g,盐车前子15g,肉豆蔻10g,萹蓄20g,瞿麦15g,丹参20g,通草5g,蒲公英30g,麸炒苍术15g,6剂。

2023年11月21日三诊:无尿频、尿急、尿痛,无肉眼血尿,无点滴尿,无畏寒发热,无头晕头痛,无恶心呕吐,无口干口苦,无咳嗽咳痰,无胸闷痛,无气促,腰痛较前明显好转,纳眠可,大便正常,小便量多,舌暗,苔薄黄,脉弦。效不更方,续服二诊方5剂以巩固善后。

按语: 患者以"尿频、尿急、尿痛伴发热"为主要临床表现,四诊合参,当属中医学淋证之湿热蕴结证。患者中年女性,久病体恤,脾肾虚弱,脾虚运化无力,酿生湿浊,水湿浊邪蕴久化热,下注于膀胱,水液运化失常,故见尿频、尿急、尿痛;热邪熏蒸,故见发热;脾虚清窍失养,加之湿浊上蒙清窍,故见头晕;湿邪阻滞脉络,瘀血内生,表现为病程缠绵,腰痛明显,舌质暗红;病久及于肾,加重腰痛;舌紫暗,苔黄白腻,脉滑数为湿热蕴结证之表现。慢性肾盂肾炎以脾肾亏虚夹有湿热多见,久病则夹血瘀。该患者病程日久,病情反复,急性发作,应在清热利湿的同时,兼顾健脾益肾,拟八正散合小柴胡汤加减。方中柴胡苦平，入肝、胆经，能透泄少阳之邪从外而散，并能疏泄气机郁滞，故为君药。黄芩苦寒，助柴胡以清少阳邪热，柴胡升散，得黄芩降泄，则无升阳劫阴之弊；半夏、生姜降逆和胃，蠲饮止呕；通草、淡竹叶、滑石、车前子清热利湿通淋，杏仁、肉豆蔻、薏苡仁三药合用，能宣上、畅中、渗下而具清利湿热，宣畅三焦气机之功。川芎活血行气止痛，党参、大枣扶助正气，俾正气旺盛，则邪无内向之机，可以直从外解；甘草助党参、大枣扶正，且能调和诸药，为使药。谈平临证总揽全局，紧抓病机，精于用药，效如桴鼓。

参考文献

[1] 中华中医药学会.慢性肾盂肾炎中医临床指南（公开征求意见稿）[J].中医药临床杂志，2019,31(4)：796-797.

[2] 林云鑫,黄慈辉,庄泽钦,等.基于数据挖掘分析慢性肾盂肾炎的中医用药规律[J].世界中医药，2022,17(15)：2212-2215.

[3] 李芳.慢性肾盂肾炎的中西医结合思路[J].中国中西医结合肾病杂志，2005,6(8)：488-489.

[4] 刘刚.通淋益肾汤治疗慢性肾盂肾炎患者的临床疗效观察[J].中国现代药物应用，2023,17(1)：152-154.

[5] 吴春阳.慢性肾盂肾炎的中医辨证治疗分析[J].母婴世界，2019(23)：56.

[6] 钟尚烨,徐笋晶,郝艺照,等.李赛美应用加味五苓散治疗小便不利经验[J].广州中医药大学学报，2020,37(1)：163-167.

[7] 赵红丽.五苓散加减治疗再发性泌尿系感染的回顾性临床疗效观察[D].北京：北京中医药大学，2020.

（吴东明，董金莉）

第十节　慢性肾衰竭（CKD3-4期）

慢性肾衰竭是指各种肾脏病导致肾功能渐进性不可逆性减退，直至功能丧失所出现的一系列症状和代谢紊乱所组成的临床综合征[1]，临床以肾小球滤过率下降，代谢产物、水、电解质和酸碱失衡为主要表现[2]。据报道，慢性肾衰竭的发病率和死亡率整体呈持续增长趋势，全球进入终末期肾病的人数自1990—2000年已从42.6万人增至106.5万人，目前我国成人慢性肾脏病的患病人群约为1.3亿，发病率约为10.8%，据此推断，每年约有数十万人患慢性肾衰竭。根据临床症状、病因病机和疾病转化等，本病可归为中医学"水肿""关格""癃闭""肾劳""溺毒""腰痛""虚劳"等范畴。《证治汇补·癃闭》记载:"既关且格,必小便不通,旦夕之间,陡增呕恶,此因浊邪壅塞三焦,正气不得升降。"清晰描述了慢性肾衰竭呕恶伴小便不利的"上格下关"典型症状[3]。《圣济总录》云:"肾,水也,脾土制之,水乃下行。"指出了水、土二者之间的关系,若脾土亏虚,水失土制,泛溢全身则为水肿。《景岳全书》载"五脏所伤,穷必及肾",反映出本病病位在肾,与五脏六腑有关,病性多为本虚标实。

一、病因病机

谈平认为慢性肾衰竭属于本虚标实,虚实夹杂之病。本虚以肺、脾、肾三脏亏虚为主,涉及心、肝。邪实以水湿、痰浊、瘀血为要。虚实之间相互影响,互为因果。慢性肾衰竭肾脏已衰,故而肾虚贯穿疾病始终,但根据疾病进展特点,往往表现为肾气虚→阴虚→气阴两虚→阳虚→阴阳两虚。也表现为多个脏腑同时发病,肝肾同病、肺肾同病、脾肾同病、心肾同病、肺脾肾同病以及五脏同病等。邪实的变化也有其规律,慢性肾脏病发展至衰竭阶段,肾脏已经遭受了不可逆的实质损害,功能受损不言而喻。先天之本已损,后天诸脏岂有独安之理。肾为水脏,主气化,肾脏受损,则蒸腾气化无力,水液代谢失常,蕴盛于内,中侮脾土,运化失司,水困中原;上凌心肺,则心神无主,失于通明,肺失通调,升降失司;肝为肾苗,肾脏亏虚,肝体失充,疏泄无力;五脏不和,气机失调,水湿不化,日久化热,生痰成浊;气机失调,水停不化,则影响血液运行,瘀血内生;痰浊、瘀血内伏肾络,闭阻血脉,络息成积,则肾脏萎缩,肾小球硬化,最终功能完全丧失,邪毒丛生。

二、辨证论治思路

谈平根据慢性肾衰竭的特点将其分为早、中、晚三期,别而视之,分期论治。早期肺脾肾气虚,水湿瘀阻,治以益气扶正,利水祛湿,化瘀通络;中期脾肾两虚,痰浊瘀阻,治以化痰泄浊,祛瘀通络;晚期脾肾衰败,五脏失和,水湿、痰毒、瘀血相互胶结,痹阻不通,肾脏衰败,补先天不如补后天,培补中土,补后天以养先天,通络驱邪。在整个肾衰竭过程中,瘀血贯穿始终,与水湿、痰浊、邪毒相互缠绵,胶结不去。在肾病的基础上,不同阶段涉及相应的脏腑,终致以脾肾衰败为主,兼见其他脏腑功能失调。具体的辨证论治经验如下。

（一）脾肾不固，精微遗泄——血尿、蛋白尿

主症：神疲乏力，少气懒言，腰膝酸软，食少便溏，夜尿频多，舌淡苔薄，脉沉缓。

治法：健脾益气，温肾固摄。

处方：补中益气汤合水陆二仙丹加减。

组成：党参 30 g，黄芪 30 g，炒白术 15 g，麸炒芡实 20 g，金樱子肉 20 g，酒黄精 15 g，当归 15 g，川芎 10 g，薏苡仁 30 g，积雪草 30 g，甘草片 10 g。气阴两虚，加女贞子 15 g，墨旱莲 15 g，黄精 30 g；尿频明显，加益智仁 15 g，桑螵蛸 10 g；腰痛，加狗脊 15 g，杜仲 15 g，牛膝 20 g。

方解：脾主统摄，肾司封藏，脾肾两虚，统摄无力，封藏不能，精微下泄，则见血尿、蛋白尿。补中益气汤出自李东垣《脾胃论》，具有补中益气，升阳举陷之功，水陆二仙丹益肾固精，涩以止脱。瘀血阻滞，痰浊闭阻，肾脏封藏无力者，加当归、川芎、薏苡仁、积雪草活血化瘀，泄浊解毒；气阴两虚，加女贞子、墨旱莲、黄精益气养阴；尿频明显，加益智仁、桑螵蛸温肾助阳，固精缩尿；腰痛，加狗脊、杜仲、牛膝补益肝肾，强筋壮骨。

（二）水湿内蕴，泛溢肌肤——水肿

1. 水饮内停证

主症：全身水肿，渴不欲饮，甚则水入即吐，或有恶寒畏风，小便不利，大便稀溏，舌淡红，苔白，脉滑。

治法：温通阳气，利水消肿。

处方：五苓散加减。

组成：猪苓 15 g，茯苓 15 g，泽泻 30 g，炒白术 15 g，桂枝 10 g。表证明显，风寒束表，加麻黄 10 g，汉防己 15 g；风热，加蝉蜕 10 g，浮萍 20 g。

方解：五苓散主要见于《伤寒论》太阳病蓄水证篇，散见于其他篇，乃化气利水之代表方。重用泽泻为君，以其甘淡，直达肾与膀胱，利水渗湿；臣以猪苓、茯苓淡渗利湿；水惟畏土，其制在脾，佐以白术健脾燥湿；"膀胱者，州都之官，津液藏焉，气化则能出矣"，故以桂枝通阳化气，化湿利水，又可开腠散邪，通调水道。表邪偏重，风寒束表者，加麻黄、汉防己；偏风热者，加蝉蜕、浮萍解表散邪，开提肺气。

2. 脾阳不足证

主症：水肿，下半身明显，心下逆满，恶心欲吐，头晕目眩，偶有畏寒肢冷，

食少便溏,小便量少,舌淡,苔白滑,脉沉滑。

治法: 温阳健脾,利水消肿。

处方: 苓桂术甘汤加减。

组成: 茯苓 60 g,桂枝 45 g,炒白术 45 g,甘草 30 g。神疲乏力明显,加黄芪 30 g。

方解:《伤寒论》苓桂术甘汤为太阳病吐下之后,损伤中阳,水饮不化所作。取茯苓利水渗湿,健脾宁心;白术健脾燥湿,取培土制水之义,使得水归正化,防止上犯清窍则头晕目眩;桂枝、甘草辛甘化阳,温阳利水,温助心阳以防水饮凌心,出现心下逆满,心悸症状。乏力明显,加黄芪健脾益气,利水消肿。

3. 肾阳亏虚证

主症: 水肿,双下肢为甚,神疲乏力,畏寒肢冷,面色㿠白,大便偏稀,小便量少,舌淡,苔白滑,脉微细。

治法: 温肾助阳,化气利水。

处方: 真武汤加减。

组成: 制附片 15 g(先煎),炒白术 30 g,茯苓 45 g,芍药 45 g,生姜 15 g。畏寒肢冷明显,制附片加至 30~45 g,加干姜 15 g,肉桂 10 g;水肿日久难消,加黄芪 30 g,水蛭 10 g,蜈蚣 2 条。

方解: 真武汤中附子辛甘性热,用之温肾助阳,化气行水,兼暖脾土,以温运水湿;白术健脾燥湿制水;茯苓淡渗利水宁心,使水邪从小便去;生姜宣散水气;芍药利小便,敛阴和营,防温燥太过。方中附子与茯苓、白术配伍,有较强的利水作用。畏寒肢冷明显,制附片加至 30~45 g,加干姜 15 g,肉桂 10 g 增强温阳散寒之功;水肿日久难消,加黄芪扶助正气,增强御邪之力。久病入络,血脉闭阻,致使水肿难消,故加水蛭、蜈蚣祛瘀通络,使瘀血去,络脉通,水肿消。

(三)脾肾衰败,邪毒不化——围透析期

主症: 面色萎黄或黧黑,神疲乏力,精神不振,或恶心呕吐,或皮肤瘙痒,或腰膝酸软,纳呆食少,大便或秘或溏,小便多泡沫,舌暗,苔垢腻或少苔,脉沉微。

治法: 健脾益肾,祛邪通络。

处方: 黄龙红蛭汤加减。

组成: 黄芪 30 g,地龙 10 g,红花 10 g,水蛭 10 g,酒苁蓉 20 g,酒黄精

15 g,川芎10 g,积雪草30 g,薏苡仁30 g,甘草片10 g。蛋白尿,加金樱子肉20 g,麸炒芡实20 g,补益脾肾,固摄精气;恶心呕吐,加生姜10 g,吴茱萸10 g,或合旋覆代赭汤加减,降逆止呕;皮肤瘙痒,加地肤子20 g,白鲜皮20 g,大黄5 g,通腑泄浊,祛风止痒;腰膝酸软,加杜仲20 g,续断20 g,金毛狗脊20 g,牛膝20 g,补肝肾,强筋骨;大便不通,加酒苁蓉20 g,大黄5 g,润肠通便。

方解:黄龙红蛭汤乃谈平根据多年临床经验总结所得。宗"久病多虚,久病多瘀,久病入络"之旨,取黄芪补中益气,补后天以养先天,地龙、红花、水蛭化瘀通络。加酒苁蓉、酒黄精补益肾精,川芎增强行气活血之功,积雪草、薏苡仁加强清热利湿,凉血解毒之力。

三、中西医结合治疗经验

谈平临床治疗慢性肾衰竭一贯坚持中西医"各美其美,美人之美,美美与共,天下大同"的原则。发挥中西医各自的优势:辨证论治与循证共识相弥补,宏观辨证与微观结构相结合,传统中药与现代药理相联系。更好地把握疾病特点和规律,多途径、多角度治疗疾病,往往收到意想不到的效果。

(一)辨病与辨证相结合

谈平在治疗慢性肾衰竭时主张利用西医学手段发现疾病内部变化,尤其是在疾病早期临床症状并不明显,有利于明确诊断,把握疾病特点、规律和演变,并应用中医思维认识疾病,把握分期,辨证论治,及早预防。

(二)宏观辨证与微观检查合参

在慢性肾衰竭的处方遣药方面,谈平主张在辨证论治的基础上结合临床检查以及肾脏病理特点,尤其是在疾病初期,患者临床症状不明显,结合微观检查尤为必要。如肾脏病理显示肾小球硬化,中医将之视为久病入络,络息成积,微型癥瘕,在处方中加入水蛭、蜈蚣等虫类药入络搜邪。病理显示免疫复合物沉积粘连,被视为痰瘀互结,内伏不祛,多以当归、赤芍、积雪草、水蛭、地龙、半夏、薏苡仁等化痰祛湿,活血化瘀,往往获效甚佳,延缓肾病进展。

(三)传统中药与现代药理

谈平临证遣药坚持辨证用药,紧扣病机,兼收并蓄,根据现代药理研究,灵活应用中药,形成立足病机,辨证施药,微观药理,专病专药的具有自身临床特色的用药原则。如黄芪通过抑制TLR4/NF-κB通路,减少炎症反应,延缓纤维化进展[4]。慢性肾衰竭患者机体处于微炎状态,用黄芪可以有效改善机体炎症状态,延缓肾小球纤维化和硬化。积雪草抑制肾小管上皮细胞中 TGF-β1 的表达,防止肌成纤维细胞异常增生和聚集,保护小管间质,抗肾纤维化[5]。黄芪、积雪草成为谈平临床治疗慢性肾衰竭专用药对,具有增强机体抵抗力、免疫力和修复力,延缓肾脏纤维化、肾小球硬化的作用。

(四) 中西合治,各取所长

谈平在治疗慢性肾衰竭时往往根据疾病的不同阶段、不同特点、病情缓急,结合中西医各自的优势,取长补短,恰用其时,收效良好。疾病初期,往往看似如常,临床症状较少,难以辨证,应用现代检查技术早期发现、早期诊断,便可早期治疗,延缓甚至阻断疾病进展,为防止慢性肾衰竭赢得先机。对于已经进入慢性肾衰竭的患者,平稳期可辨证施治提高抵抗力、免疫力、修复力,减少危重症的发生,延缓终末期肾脏病的到来。高钾、酸碱失衡、电解质紊乱等危重病情可行血液透析等替代治疗后,借助中医药促进恢复,提高患者生活质量。中西医结合使得疾病每一个阶段都有应对之策,长期处于稳定状态,延缓疾病进展,提高患者生活质量。

四、临证心得与体会

(一) 首重脾胃求生机

"留一分胃气,便有一分生机",脾胃乃后天之本,气血生化之源。《经》言:中气足则百病不生,脾胃虚则诸邪蜂起。谈平认为慢性肾衰竭肾脏衰败,先天之本溃败,补肾不如补脾,临证主张补后天以养先天,或调脾为主,兼以补肾,常用黄芪、党参、炒白术、炒苍术、黄精、山药等。

(二) 活血化瘀贯始终

谈平认为疾病进展至慢性肾衰竭往往气机失调,升降乖戾,痰浊内阻,导致血行不畅,瘀血内伏肾络,闭阻不除。"久病入络,久病多瘀",故活血化瘀作为治疗慢性肾衰竭第一要法。初期血行滞缓,当归、川芎、丹参、赤芍之品即可;中期血行郁滞,瘀而不行,鸡血藤、红花、檀香之类亦可;晚期久病入络,瘀血内伏,闭阻脉络,非虫类药不可通,血肉有情,味兼辛咸,体阴用阳,动跃攻冲,搜络剔隧,无处不到,方可动摇病根,诚如吴鞠通所云:"以食血之虫,飞者走络中气分,走者走络中血分,可谓无微不入,无坚不破。"诸虫药中,谈平常用水蛭、僵蚕、土鳖虫、地龙等,乃因四药既具化痰、通络、解毒之功,又可咸而软坚消积,起到祛积之因,攻积之本的功效。通过多年临床实践,谈平总结出自拟方黄龙红蛭汤疗效显著,应用广泛。其中黄芪补中益气,固本培元,地龙、红花、水蛭活血化瘀,通络剔邪。配伍精到,药简效宏,攻补兼施,攻不伤正。

(三)勤求古训重经方

谈平精研经典,理论深厚,深谙仲景之道,擅用经方,原方原量,药简效宏。常用真武汤、苓桂术甘汤、五苓散、麻黄附子细辛汤等治疗水肿,半夏泻心汤、旋覆代赭汤治疗慢性肾衰竭胃肠道反应,小柴胡汤治疗肾病发热等。

(四)善用药对添光彩

药对具有协同增效、互补精专等特点,临证遣药用之可锦上添花,简而易行,疗效确切。谈平在治疗慢性肾衰竭时常用药对有金樱子与芡实、女贞子与墨旱莲、肉苁蓉与大黄、益智仁与乌药、狗脊与杜仲。

金樱子、芡实:金樱子、芡实共同组成水陆二仙丹,健脾补肾,固精止遗。对消除慢性肾脏病患者蛋白尿,改善尿频症状有良效。

女贞子、墨旱莲:即二至丸,方中女贞子甘苦而凉,善滋补肝肾之阴;墨旱莲甘酸而寒,补养肝肾之阴,又凉血止血。二药性皆平和,补养肝肾,而不滋腻,共成滋补肝肾,益阴止血之功。

肉苁蓉、大黄:二者同用具有润肠通便之功,慢性肾衰竭阴阳两虚,单用大黄恐横冲直下,损伤正气,单用肉苁蓉通便之力不足。二药合用则通下不伤正,守正不碍通。

益智仁、乌药:温肾暖脾,固精缩尿,用于治疗肾阳虚亏不固,小便清长频数,甚则失禁,夜尿频繁,有温肾助阳,补肾固摄,温脬缩溺的功效。

狗脊、杜仲:狗脊味苦气平,入肝、肾二经,具有补肝肾,强腰脊,祛寒湿痹作用。杜仲味苦微辛性温,入肝、肾经,可补肝肾,强腰脊。二药合用对于慢性肾衰竭肝肾亏虚,筋骨失养而腰膝酸软者疗效显著。

五、验案举隅

乔某,男,56岁,2022年5月9日初诊。

主诉:发现血肌酐升高1年。

患者1年前体检发现血肌酐113 μmol/L,遂至当地医院就诊,诊断为慢性肾炎,予尿毒清颗粒、非布司他、阿罗洛尔口服。2022年3月30日复查血肌酐119 μmol/L,为求进一步诊治,遂至我科门诊就诊。刻下:神疲乏力,精神不佳,食欲不振,平素畏寒,睡眠一般,夜尿量少次频,大便可,舌质偏暗,苔白,脉沉。

西医诊断：慢性肾衰竭。

中医诊断：慢性肾衰。脾肾气虚，瘀血阻络证。

治法：健脾补肾，活血化瘀。

处方：黄芪30 g，金蝉花15 g，酒苁蓉20 g，盐巴戟天20 g，醋三棱15 g，醋莪术15 g，白术20 g，15剂。

2022年5月25日二诊：患者诉乏力减轻，精神转佳，纳食可，未感畏寒，睡眠转佳，夜尿2次，大便可，舌质偏暗，苔薄白，脉沉。复查肾功能：肌酐100 μmol/L。效不更方，继续服用前方14剂。

2022年6月13日三诊：患者诉服药后，未感乏力，精神如常，纳眠可，夜尿1次，舌淡红，苔薄白，脉缓。6月9日复查肌酐81 μmol/L，尿酸337 μmol/L。药中肯綮，下之如攫，嘱患者守方7剂，巩固善后。

按语：肾为先天之本，阴阳之根，五脏六腑之源也。脾为后天之本，主运化，气血生化之源也。中央土以溉四旁，脾肾亏虚，则气血乏源，精血不生，机体失养，则神疲乏力，精神不振。脾居中央以升则健，脾虚则健运失司，水谷不化，食欲不振。气主煦之，脾肾两虚，生气无力，日久气损及阳，阳气不足，失于温煦则畏寒。"膀胱者，州都之官，津液藏焉，气化则能出矣。"肾脏亏虚，气化无力，膀胱开合失司，开多合少则尿频。气为血之帅，气能行血，气虚则行血无力则血瘀，瘀血不祛，邪毒内生则见肌酐升高，舌脉亦是脾肾气虚，瘀血阻络之征。

谈平以黄芪、白术健脾益气，金蝉花、酒苁蓉、盐巴戟天补肾助阳，三棱、莪术破气活血。全方合用，补中益气，使正气有源，补气生阳，化有形之邪于无形，瘀血可散。肾阳足则釜中有火，脾胃运化有力。如此可使化瘀不伤正，扶正不留邪，辨证精准，用药独到，紧扣病机，药中肯綮，效如桴鼓。

参考文献

[1] 蔡磊石,刘志红.中国肾脏病学[M].北京：人民军医出版社,2008：1269.

[2] 陈香美,倪兆慧,刘玉宁,等.慢性肾衰竭中西医结合诊疗指南[J].河北中医,2016,38(2)：313-317.

[3] 赵进喜.慢性肾衰竭的中医药治疗探析[J].中国中医基础医学杂志,1998,4(6)：52-54.

[4] Zhou X, Sun X, Gong X, et al. Astragaloside Ⅳ from astragalus membranaceus

ameliorates renal interstitial fibrosis by inhibiting inflammation via TLR4/NF-κB in vivo and in vitro[J]. Int Immunopharmacol,2017,42:18-24.
[5] Zhang Z, Ma J, Feng R, et al. Centella asiatica inhibits renal interstitial fibrosis by regulating Smad 3 and Smad 7 expression in the TGF-β signaling pathway[J]. Int J Clin Exp Pathol,2018,11(2):1009-1017.

（关玉龙，谭海玲）

第十一节　围透析期综合征

围透析期为西医学概念，国内学者梅长林提出"围透析期"新概念：确诊肾小球滤过率<15 mL/(min·1.73 m^2)之日起至透析后 3 个月，包括透析前和透析后共约 24 个月的时间段[1]。立足于对围透析期患者的评估与管理，阐述了从围透析期过渡至肾替代治疗阶段的重要性。围绕该阶段患者独特的临床特点，谈平认为积极的中医药综合干预能有效延缓慢性肾衰竭进展及减轻相关并发症的发生。根据患者的发病特点及临床表现，本病归属于中医"癃闭""虚劳""关格""水肿""眩晕""呕吐"等范畴。

一、病因病机

围透析期多由水肿、尿浊、腰痛、消渴等多种病症迁延不愈发展而来，进而达到终末期肾病的阶段，大多数医家认为应从本虚、标实两个角度来认识围透析期阶段病证的特点。气、血、阴、阳亏虚为本虚之表现，血瘀、浊毒、水气为邪实表现，或兼外邪。刘旭生认为该阶段疾病的发生、发展是内外因相互作用的产物，外因是条件，内因是根本，其中脾虚是发病和疾病演变的关键步骤，肾虚是进展、转归的必然趋势；脾肾气虚贯穿于疾病发展的始终，并总结出"补脾益肾以疗其本，活血利湿以治其标"的学术观点。张琪认为该阶段病机主要在于脾肾两虚，湿浊、瘀血潴留体内，前者是慢性肾脏病的病机关键，脾肾衰竭，脏腑衰败，气化功能严重障碍，浊毒难以从下窍而出，浊毒不降，或上犯脾胃，或蒙蔽心窍，或引动肝风，或水气上逆，凌心犯肺，最后阳衰阴竭，导致不良结局。谈平认为围透析期病之根源在于肺、脾、肾三脏俱损，导致水液代谢障碍，分清泌浊功能失常，浊邪尿毒壅塞于体内，导致变证丛生，其证候演变随着病程进展而有所侧重，或以脾肾虚衰为主，或以浊毒之邪壅滞为主，或虚实证候并见。

谈平认为病机关键是"虚""瘀""浊""毒",其中肾虚血瘀贯穿该期始终,"瘀血不去,肾气难复",正所谓"血不行则病水",肾络瘀血内阻,气化失常,水道不通,故水肿,日久湿浊化毒,瘀血阻络,加重病情进展。

二、辨证论治思路

谈平认为该期患者疾病负担重、并发症发生率高、死亡风险增加,影响疾病进展的因素多,良好的透析前和透析早期管理对改善透析患者存活率意义重大,应强调个体化综合管理,中西医结合并重,综合考虑从非透析向肾脏替代治疗的模式转变、透析的时机与准备、从诱导透析向计划透析的过渡阶段的注意事项等多方面。中医治疗应辨病与辨证相结合,辨标本虚实、寒热温凉,本虚以气、血、阴、阳虚损为主,邪实涵括湿浊、水气及瘀血。强调补肾活血祛瘀,正如《血证论》"血与水本不相离,病血者未尝不病水,病水者未尝不病血",血瘀因素贯穿该期始终。灵活运用中医药口服及外治法等延缓慢性肾衰竭相关的失眠、瘙痒、腹胀、纳差等并发症。具体辨证论治如下。

(一)脾肾气(阳)虚,湿热瘀阻证

主症:神疲乏力,腰膝酸软,胃脘痞胀,食欲不振,恶心呕吐,口苦咽干,头晕头痛,舌质红,苔黄腻,脉沉滑。

治法:益气健脾补肾,清热祛湿活血。

处方:四君子汤合黄连温胆汤加减。

组成:党参 30 g,黄芪 30 g,白术 15 g,茯苓 20 g,黄连 10 g,法半夏 10 g,竹茹 20 g,枳实 10 g,陈皮 15 g,生姜 10 g,桃仁 10 g,红花 10 g,甘草 10 g。

方解:肾病日久,根本已衰,先天难复,故重调后天以养先天。脾肾衰败,水湿不化,邪毒不祛,日久生痰成浊,化瘀成毒。四君子汤健脾益气以启生化之源,精微足,气血充,则周身得养,五脏得益;黄连温胆汤清热化痰,降逆止呕。桃仁、红花活血化瘀,使瘀血祛,新血生。全方合用可奏脾肾健,湿热祛,瘀血化之效。

(二)脾肾气(阳)虚,湿浊瘀阻证

主症:神疲乏力,腰膝酸软,畏寒喜暖,下肢水肿,面色晦暗,大便黏腻,小便量少,舌质暗,苔白腻,脉沉滑。

治法:益气健脾补肾,祛湿泄浊活血。

处方:济生肾气丸加减。

组成：肉桂 6 g，制附子 10 g（先煎），牛膝 20 g，熟地黄 20 g，酒山茱萸 20 g，山药 20 g，茯苓 20 g，泽泻 30 g，车前子 30 g，牡丹皮 15 g，桃仁 10 g，肉苁蓉 15 g，陈皮 10 g。

方解：肾病日久，阴损及阳（气），湿浊瘀血，内伏血络，故以济生肾气丸温补肾气，利水消肿，加桃仁活血化瘀，使瘀祛水活，肉苁蓉温肾益精，润肠通便，使毒从二便去，陈皮理气健脾，燥湿化痰。全方健脾补肾，扶正御邪，化湿泄浊祛瘀，邪祛以期正复。

（三）瘀血邪毒闭塞，阴阳逆乱证

主症：精神萎靡，面色晦暗，恶心呕吐，或有精神错乱，胡言乱语，或水肿日久不消，或心悸怔忡，二便不通，舌质晦暗，舌苔腻腐无根，脉微无根。

治法：破阴回阳，祛邪开闭。

处方：大黄附子细辛汤加减。

组成：酒大黄 10 g，制附子 15 g（先煎），细辛 3 g，炙黄芪 20 g，炒白术 15 g，炙甘草 10 g。恶心呕吐，加姜半夏 10 g，生姜 10 g，旋覆花 20 g，代赭石 20 g；心悸怔忡，加桂枝 10 g，龙骨 30 g，牡蛎 30 g；神志不清，胡言乱语，可用安宫牛黄丸。

方解：尿毒症晚期脾肾衰败，邪毒泛滥，阴阳逆乱，五脏乖戾。麻黄附子细辛汤破阴回阳，通腑排毒，炙黄芪、炒白术益气健脾，培补中气以求生机。并根据疾病变化随证变法，依法论治，必要时辅以肾脏替代治疗。

三、中西医结合治疗经验

谈平认为围透析期综合征处于向肾脏替代治疗过渡的关键阶段，肾脏衰败，五脏失调，出现了一系列的并发症状。治疗上应注重保胃气，方可存生机，肾脏已衰，补肾不若调脾，斡旋中州，辅以调节其他脏腑，拨乱反正。在此基础上祛邪守正方不失稳妥。然而在此阶段，稍有不慎，疾病迅速变化，此时可结合西医肾脏替代治疗，排出毒素，渡过险关，再继以中医治疗，促进机体修复，稳定病情，延缓疾病进展，避免过早进行肾脏替代治疗，提高患者生活质量。

四、临证心得与体会

终末期肾衰竭随着病情进展发展至围透析期患者，其主要症状包括胃肠道表现，如厌食、腹部不适、恶心、呕吐、腹泻、口腔黏膜出血等，血液系统表现主要为贫血和出血倾向，疲乏、失眠、注意力不集中等，皮肤瘙痒是常见症状，水、电解质、酸碱平衡紊乱可导致局部或全身水肿、高血压、心律失常、心力衰竭等。需积极治疗原发疾病，纠正水液代谢紊乱及酸碱平衡失衡，同时积极向患者及其家属宣教肾脏替代治疗方式，做好透析前准备，结合患者病情预测透析时机，进行初始透析管理，另外积极缓解尿毒症相关并发症，如瘙痒、失眠、胃纳差等。中医药在治疗终末期肾脏疾病方面优势明显，一方面能够与血液透析产生协同作用，可以更有效地清除体内的代谢废物和过多的水分，减轻患者症状；另一方面能够有效调控患者营养状态，提高患者的生活质量。在该阶段治疗中，谈平认为慢性肾脏病围透析期包括两个阶段，即透析前和初始透析阶段，其总持续时间可达1~2年，该阶段应对患者各项情况进行评估，如原发慢性肾脏疾病进展、容量负荷和心功能、电解质和酸碱平衡状态、肾性贫血、血糖、血压、矿物质和骨代谢、全身营养状况等。谈平认为围透析期患者血水不相离，"凡有所瘀，莫不壅塞气道，阻滞生机，内有瘀血，故气不得通"。瘀血既是疾病过程中的产物，形成后又加重疾病的进一步发生、发展，故活血通络治疗应贯穿围透析期整个疾病治疗过程，常用丹参、川芎、当归、莪术、穿山龙等活血药，若瘀血顽固，可加水蛭、僵蚕、地龙等有形之物破血消癥，行气散瘀，使瘀血去、新血生，同时配伍木香、砂仁行气药，使"气行则血行"。口服中药基础上予中药灌肠，促进毒素排出，灌肠方组成为大黄、牡蛎、蒲公英。中药灌肠疗法是通过直肠、结肠给药，促使中药在肠道内与黏膜直接接触，增加肠黏膜的通透性，发挥局部直肠、结肠用药作用，达到结肠透析效果、清除毒素[2]。另外，尿毒症瘙痒，属于中医"痒风""风瘙痒""血风疮"等范畴。谈平认为尿毒症瘙痒与虚、毒、瘀等密切相关，属于本虚标实之证，治疗以祛风止痒为主要治法，结合患者症状及舌脉，配合补脾益肾、补益气血、活血祛瘀、祛湿解毒等，可予养血祛风方外用擦洗瘙痒处。

五、验案举隅

陈某，男，57岁，2023年1月20日初诊。

主诉：肌酐升高2年，伴皮肤瘙痒10日。

患者2年前体检发现肌酐580μmol/L，当地医院门诊就诊，予降压、控制血糖及中药汤剂治疗。10日前，患者无明显诱因出现全身皮肤瘙痒，干燥脱屑，面色萎黄，口唇淡，纳眠可，二便调，舌淡，苔薄白，脉细。

西医诊断：尿毒症性皮肤瘙痒症。

中医诊断：痒风。血虚风燥证。

治法：滋阴养血，除湿止痒。

处方：当归饮子加减。当归 15 g，川芎 15 g，赤芍 15 g，生地黄 20 g，黄芪 30 g，防风 10 g，刺蒺藜 20 g，制首乌 20 g，地肤子 20 g，白鲜皮 20 g，炙甘草 10 g，7 剂。

2023 年 1 月 27 日二诊：瘙痒明显减轻，面色改善，纳眠可，二便调，舌淡红，苔薄白，脉细。守前方 7 剂，巩固善后。

按语：患者已近花甲，慢性肾脏病日久，肌酐居高不降，肾脏日损，肾精不足，精不化血，血液亏虚，久则生风，加之肾病日久，毒邪不祛，外犯肌肤，则皮肤瘙痒；血虚不足，面失濡养，则面色萎黄；舌脉是血虚的表现。故以当归、生地黄、制首乌、黄芪益气滋阴养血；川芎、赤芍行气活血；防风、刺蒺藜、地肤子、白鲜皮祛风除湿止痒。全方辨证精确，配伍严谨，药效如攫。

参考文献

［1］中国围透析期慢性肾脏病管理规范专家组.中国围透析期慢性肾脏病管理规范[J].中华肾脏病杂志，2021,37(8)：690-704.

［2］朱思吉，周怡雯，朱泓，等.慢性肾脏病围透析期的中医一体化治疗[J].世界中医药，2024,19(2)：267-271.

（何天明，段小军）

第十二节　血液透析并发症

慢性肾脏病已经成为一种威胁全世界公共卫生安全的疾病，且呈进行性发展。患病率、死亡率逐年升高，慢性肾脏病不断进展将引发终末期肾脏疾病，终末期肾脏疾病患者最终不可避免进行肾脏替代治疗。目前主要的肾脏替代治疗方式有血液透析、腹膜透析和肾移植三种方式。

血液透析是利用半透膜原理，将患者的血液与透析液同时引入透析器，在透析膜两侧呈反向流动，借助膜两侧的溶质浓度梯度、渗透梯度和水压梯度，通过弥散、对流、吸附清除毒素，通过超滤清除体内多余的水分，同时可补充需要的物质，纠正水、电解质和酸碱平衡紊乱的一种肾脏替代治疗方法。血液透析是目前临床上治疗肾功能衰竭、药物、毒物中毒的一种常用血液净化手段，也是尿毒症患者维持生命的一种重要方式。

临床中，血液透析虽然可以明显延长肾功能衰竭患者的生存期，但它却并不能完全清除患者体内的毒素，也不能充分纠正酸碱、电解质紊乱，更不能代替肾脏完成内分泌功能，甚至随着时间的延长，酸碱、水电解质平衡紊乱、内分泌失调等问题逐渐加重，最终给患者带来各种各样的并发症，累及多个系统和脏器。血液透析的并发症按发生的时间，可以分为急性并发症和慢性并发症。常见急性并发症有透析中低血压、肌肉痉挛、恶心呕吐、头痛、胸痛和背痛、皮肤瘙痒、失衡综合征、透析器反应、心律失常、溶血、空气栓塞、发热、透析器破膜、体外循环凝血。慢性并发症有皮肤瘙痒、睡眠障碍、肾性贫血、便秘、营养不良、不宁腿综合征、慢性肾脏病矿物质和骨代谢紊乱、内瘘功能不良、血透导管相关性感染及血栓事件、抑郁症等。

随着血液透析技术的逐渐发展成熟以及对维持性血液透析患者并发症管理的加强，加上促红细胞生成素等药物的发明，透析患者生存时间较以前明显延长。随之而来的是一系列的慢性伴随症状，诸多症状给患者带来了各种不适，从而影响血液透析的顺利进行和透析效果，直接导致患者生活质量下降和死亡风险增加。

一、尿毒症性皮肤瘙痒症

在这些维持性血液透析慢性并发症中，皮肤瘙痒的患病率1980—1993年为50%～90%，2012—2015年为69%[1]。其病理、生理机制尚不明确，很难根治，严重影响了透析患者的生存质量，导致抑郁、焦虑发生率的显著升高[2]。

尿毒症性皮肤瘙痒症，又称慢性肾脏病相关性瘙痒，是一种能够激起搔抓欲望的不愉快感觉，多呈阵发性发作，持续时间不等，可自行缓解。最常累及背部，但也可能累及双臂、头部及腹部，相当一部分患者会出现全身瘙痒。部分患者的瘙痒每日仅持续数分钟，也有患者几乎一直瘙痒。很多患者的症状在傍晚和夜间加重，在透析期间和透析结束时瘙痒也可能加重。尿毒症患者2周内瘙痒发作超过3次以上，每日瘙痒数次，每次持续数分钟，影响患者生活或反复瘙痒持续6个月以上，可诊断为尿毒症瘙痒。目前认为尿毒症性皮肤瘙痒症是由于代谢产物清除障碍、促炎细胞因子异常激活以及阿片肽能信号调节失衡等激活了外周或中枢瘙痒神经通路所致。该病诊断需排除其他合并皮肤瘙痒的疾病,如皮肤病、神经源性和精神障碍性疾病、药物、老年性瘙痒、胆汁性肝硬化以及淋巴瘤等系统性疾病。

尿毒症性皮肤瘙痒症除了通过肾移植可明确治愈外,部分患者的瘙痒程度随着提高透析的充分性、纠正钙磷代谢紊乱、切除甲状旁腺而改善,或通过口服活性炭或血液灌流增加毒素清除,能适度改善症状,但疗效有限。目前西医学无特效根治的药物,组胺受体拮抗剂等常用于皮肤瘙痒的药物如苯海拉明、氯雷他定、西替利嗪等治疗效果不尽如人意;加巴喷丁和普瑞巴林可通过钝化周围 C 类感觉纤维神经传递,起到一定效果,但易发生不良反应。

慢性肾脏病皮肤瘙痒在中医古籍中并无专篇论述,根据尿毒症性皮肤瘙痒症以无原发性皮肤损害瘙痒为主要临床表现,可将其归属于中医"风瘙痒""诸痒""痒风""瘾疹""血风疮"等范畴。隋代《诸病源候论》"风瘙痒者,是体虚受风,风入腠理,与血气相搏,而俱往来,在皮肤之间。邪气微,不能冲击为痛,故但瘙痒也",对"风瘙痒"的解读更强调外风致病。《外科证治全书》谓:"痒风,遍身瘙痒,并无疮疥,搔之不止。肝家血虚,燥热生风,不可妄投风药。"《外科枢要》记载:"肾脏风,属肾虚,风邪乘于胫,以致皮肤如癣……久则延及遍身。治法用六味丸为主,佐以四生散。"

"痒风"虽然概括了瘙痒无原发皮肤损害、内风致病的特点,但不能特异地体现出瘙痒症根植于慢性肾衰竭。部分现代医家将慢性肾脏疾病相关性瘙痒定名为"肾痒风",既指明了原发病因,又体现了临床症状。

《素问·四时刺逆从论》云:"风邪客于肌中,则肌虚,真气发散,又被寒搏皮肤,外发腠理,开毫毛,淫气妄行,则为痒也。"《灵枢·经脉》有"虚则痒搔""痒自风来"。《难经》中提到"痛为实,痒为虚",阐述痒是由正气不足,体虚邪侵而成。《金匮要略·水气病脉证并治》云"风气相搏,风强则为瘾疹,身体为痒",指出痒与风邪密切相关。《丹溪心法》论:"身上虚痒,血不荣于腠理,所以痒也。"指出血虚是痒发生的原因。《圣济总录》云:"风瘙痒者,表虚卫气不足,风邪乘之,血脉留滞,中外鼓作,变而生热,热则瘙痒。"认为痒是由体虚邪侵,血液运行不畅致瘀所致。

谈平认为尿毒症瘙痒,其病位在脾、肾两脏,与肝、肺密切相关。主要病机为本虚标实,以脾肾亏虚为本,风、湿、热、毒、瘀为标。通过临床观察发现,多数患者有皮肤干燥、肌肤甲错、口渴心烦、少气乏力、舌暗少苔、脉沉细等症。认为尿毒症性皮肤瘙痒症多属虚证,缘维持性血透患者透析过程中精血消耗,加之病久气血不足,导致血虚生风,表现为皮肤瘙痒。病久阴虚无以敛阳,又可导致血热,出现本虚标实之证。邪热耗伤阴津,加重阴血亏虚,导致本虚与标实证之间互相转化。基于以上病机认识,谈平临证多以四物汤为基础方配合凉血祛风药物。另外,还喜用虫类药物蝉蜕,取其轻清透邪,透风通络。具体药物:当归15 g,赤芍25 g,川芎20 g,生地黄10 g,地肤子15 g,苦参15 g,栀子10 g,蝉蜕5 g。痒甚则酌加白鲜皮、防风,加强祛风凉血止痒疗效。

另外,谈平还主张内外结合,双管齐下,用中药煎汤外洗,既不加重水液负荷,又可开透玄府,祛邪外出。外洗常用药:苦参20 g,白鲜皮30 g,地肤子30 g,金银花20 g,百部30 g,蛇床子20 g等。

四物汤出自《仙授理伤续断秘方》,功能补血和血。《成方切用》总结其能治一切血虚,及妇人经病。当归辛苦甘温,入心、脾,生血,为君药。生地黄甘寒,入心、肾,滋血,为臣药。芍药酸寒,入肝、脾,敛阴,为佐药。芎䓖辛温,通上下而行血中之气,为使也。取此方滋阴养血,祛风止痒之功,乃宗"治风先治血,血行风自灭"之旨。地肤子味甘苦,性寒,入肾、膀胱经,功能清湿热,利尿。现代药理研究发现,地肤子所含皂苷为止痒、抗炎及抑制Ⅰ型变态反应的有效成分[3],对多种皮肤真菌均有不同程度的抑菌作用[4,5]。苦参始载于《神农本草经》,列为中品,有清热、燥湿、利尿、祛风、杀虫之功,效用广泛,犹如参类,味极苦,故名。性味苦寒,入肝、肾、大肠、小肠经,能清热燥湿,杀虫利尿。现代药理研究发现,苦参有镇静作用,对某些常见的皮肤真菌有不同程度的抑制作用,其醇浸膏在体外尚有抗滴虫作用。栀子性味苦寒,能泻火解毒,清热利湿,凉血散瘀。现代药理研究发现,栀子有明显的镇静作用,《本草择要纲目》谓:"栀子能治五内邪气,泻三焦之火,能解热郁,行结气。"蝉蜕性味甘寒,入肺、肝经,能散风除热,利咽,透疹,退翳,解痉。《本草纲目》谓:"蝉乃土木余气所化,饮风吸露,其气清虚,故其主疗,皆一切风热之证。"《本草求真》亦云:"蝉蜕,专入肝,兼入皮肤……能治肝经风热者。因体气轻虚而味甘寒之意也……能治皮肤疮疥瘾疹者,以其所取在壳之意也。"现代药理研究发现,蝉蜕有镇静、抗惊厥作用,能阻断猫颈上交感神经节的传导作用。外洗方中常用药白鲜皮能抗细胞免疫性变态反应[6],并对多种皮肤真菌均有不同程度的抑制作用[7]。金银花能抗炎、解热、抗菌、抗病毒、增强机体免疫功能[8]。百部主要含有百部生物碱,具有镇咳、祛痰、杀虫、抗菌等药理作用,外用主要用于治疗头虱、阴虱、螨虫病、疥疮、痤疮、酒糟鼻和真菌感染等[9]。蛇床子性温,味辛苦,有小毒,外用燥湿杀虫止痒,内服温肾壮阳,祛风燥湿。蛇床子的甲醇提取液有明显的抗瘙痒作用,其中可溶于氯仿的组分可显著地抑制瘙痒反应[10]。

二、透析后乏力

除尿毒症性皮肤瘙痒症外,对于维持性血液透析患者常见的乏力、纳差症状,谈平多从脾虚论治,常用四君子汤合参苓白术散加减治疗,看似平淡无奇,临床收效显著。脾主四肢,主肌肉,主运化。《太平圣惠方》云"夫脾者,位居中央,王于四季。受水谷之精气,化气血以荣华,周养身形"。

四君子汤出自《太平惠民和剂局方》,又名白术汤,由人参(去芦)、甘草(炙)、茯苓(去皮)、白术(各等分)组成,功能补气健脾。《医方考》谓"是方也,人参、白术、茯苓、甘草,皆甘温益气之品也。人参甘温质润,能补五脏之元气。白术甘温健脾,能补五脏之母气。茯苓甘温而洁,能致五脏之清气。甘草甘温而平,能调五脏愆和之气。四药皆甘温,甘得中之味,温得中之气,犹之不偏不倚之君子也,故曰四君子"。参苓白术散亦出自《太平惠民和剂局方》,功能补气醒脾,和胃渗湿。《医方集解》谓"此足太阴、阳明药也。治脾胃者,补其虚,除其湿,行其滞,调其气而已。人参、白术、茯苓、甘草、山药、薏仁、扁豆、莲肉皆补脾之药也,然茯苓、山药、薏仁理脾而兼能渗湿;砂仁、陈皮调气行滞之品也,然合参、术、苓、草,暖胃而又能补中(陈皮、砂仁,入补药则补);桔梗苦甘入肺,能载诸药上浮,又能通天气于地道(肺和则天气下降),使气得升降而益和,且以保肺防燥,药之上僭也"。谈平选此二方合用于血液透析患者常见的乏力、纳差症状,起到健脾助运,燥湿行气之功,疗效显著。

三、验案举隅

验案1 梁某,女,57岁,2022年8月17日初诊。

主诉:维持性血液透析7年,全身瘙痒2周。

患者行维持性血液透析7年,原发病考虑为慢性肾炎,全身皮肤散在皮疹伴瘙痒2周,发病前无明显诱因,瘙痒以夜间尤甚。皮疹呈点状,色红,不高出皮面,皮肤干燥脱屑,全身散在抓痕,舌质红,苔薄白,脉数。无发热恶寒,无腹痛,无膝关节痛,近期无特殊用药史,无明确食物及接触物过敏史。

西医诊断:慢性肾炎,伴皮肤瘙痒。

中医诊断:瘙痒。血虚生风证。

治法：滋阴养血息风。

处方：四物汤加减。当归15 g,赤芍25 g,川芎20 g,生地黄10 g,蝉蜕5 g,茜草20 g,地肤子15 g,苦参15 g,栀子10 g,7剂,水煎服(浓煎)。

2022年8月22日二诊：瘙痒减轻。守原方续服15剂,煎服法同前。

2022年8月29日三诊：瘙痒症状基本消失,继续门诊规律血液透析治疗,嘱充分透析,配合定期血液灌流等。

按语：本案患者中年女性,透析7年,出现皮肤瘙痒,考虑为血液透析慢性并发症。对于尿毒症性皮肤瘙痒症,绝大多数患者并无明显皮疹,仅仅表现为皮肤瘙痒,大部分伴有皮肤干燥脱屑,常规服用抗组胺药物收效甚微,患者瘙痒难耐,严重影响生活质量。本案患者面色无华,皮疹伴瘙痒,皮肤干燥脱屑,舌质红,苔薄白,脉数,乃血虚生风,日久化热的表现。治疗以四物汤为主方,滋阴养血息风,加茜草、地肤子、苦参、栀子凉血祛风,蝉蜕入皮肤以散风除热止痒。组方谨守病机,因机证治,效如桴鼓。

验案2 黄某,男,82岁,2022年10月5日初诊。

主诉：维持性血液透析6年余,乏力、纳差5个月。

患者于2009年发现肾功能异常,后肾功能逐步恶化,并最终于2016年7月明确诊断为慢性肾衰竭CKD5期,行左前臂动静脉内瘘成形术,内瘘成熟后于2016年9月24日开始行血液透析治疗,目前规律血液透析每周3次。2022年5月开始反复出现乏力、纳差,至今时有恶心欲吐感,无头晕头痛,无胸痛气促。特至我院就诊。既往有2型糖尿病史15年,使用胰岛素控制血糖,因血糖不高已停用1年余;有高血压病史12年余,血压最高达190/100 mmHg,现口服美托洛尔片(1片,每日1次)控制血压,自诉血压控制良好。体温36.5℃,脉搏76次/分,呼吸20次/分,血压153/76 mmHg,神志清楚,精神疲倦,慢性病面容,心肺查体未见明显异常,腹平软,无压痛、反跳痛,墨菲征阴性,麦氏点压痛阴性,左前臂血管迂曲,内瘘可触及震颤,听诊可闻及血管杂音,双下肢无浮肿,舌淡红,苔白,脉细。

西医诊断：慢性肾衰竭。

中医诊断：虚劳。中气不足,胃失和降证。

治法：补中益气,和胃降逆。

处方：香砂六君子汤加减。党参30 g,大枣5 g,川木香10 g,砂仁5 g,半夏10 g,白术15 g,茯苓15 g,甘草片5 g,陈皮10 g,川芎10 g,10剂。配合吴茱萸贴敷(神阙、双侧涌泉、双侧足三里)调畅气机,耳穴压豆改善睡眠,配合中药结肠透析排毒。

2022年10月17日二诊: 患者诉精神好转,乏力减轻,无恶心呕吐,进食量仍少,无发热,无头晕头痛,无胸痛,无气促,睡眠不佳,大便基本正常,少尿。体温36.6℃,血压130/70 mmHg,神清,肤温正常,精神稍疲倦,慢性病面容,心肺查体未见明显异常。腹平软,无压痛、反跳痛,墨菲征阴性,麦氏点压痛阴性,左前臂血管迂曲,内瘘可触及震颤,听诊可闻及血管杂音。舌淡红,苔白,脉细。效不更法,原方去木香、砂仁、半夏、川芎,加枳实、陈皮行气燥湿。党参片15 g,茯苓20 g,白术15 g,麸炒枳实10 g,陈皮10 g,生姜20 g,3剂。后电话回访,病已痊愈。

按语: 患者以"维持性血液透析6年余,乏力、纳差5个月"为主诉就诊,当属中医"虚劳"之范畴。患者久患肾病,肾脏衰败,实难再复,日久及脾,脾主四肢,为气血生化之源,脾虚则气血不生,四肢失养则肢体乏力;脾胃居中州,为全身气机升降的枢纽,中气虚则胃失和降,上逆而呕;脾主运化水液,脾胃虚弱则水湿不化,酿生痰湿。故以香砂六君子汤健脾和胃,理气化湿。二诊时症状好转,固守病机,继续培补中土,减轻化痰祛湿之力以善后复旧。谈平认为肾病与脾脏关系密切,可互为因果、互相影响。肾为先天之本,脾为后天之本,脾主运化,与肾精阴阳之间相互依存,脾肾在水液代谢过程中相互协同,先天、后天相互资生,相互促进,共同维持人体的生命活动,临床尤其重视以后天充养先天。肾中精气有赖于水谷精微的培育和补养,才能不断地充盈和成熟;脾之健运、化生精微亦需借助肾阳的推动和温煦,故"脾阳根于肾阳"。谈平纵观全局,分清主次,紧抓重点,药下如攫。

参考文献

[1] Rayner HC, Larkina M, Wang M, et al. International comparisons of prevalence, awareness, and treatment of pruritus in people on hemodialysis[J]. Clin J Am Soc NepPol,2017,12(12):2000-2007.

[2] 程卫平,刘川,辜艳.维持性血液透析患者继发抑郁综合征临床观察[J].中国中西医结合肾病杂志,2009,10(8):708.

[3] Shin KM, Kim YH, Park WS, et al. Inhibition of methanol extract from the fruits of Kochia scoparia on lipopolysaccharide-induced nitric oxide, prostaglandin E_2, and tumor necrosis factor-alpha production from murine macrophage RAW 264.7 cells [J]. Biological & Pharmaceutical Bulletin, 2004, 27(4):538-543.

[4] 江苏新医院.中药大辞典(上册)[M].上海:上海科学技术出版社,2007:816.
[5] 曹仁烈,孙在原,王仲德,等.中药水浸剂在试管内抗皮肤真菌的观察[J].中华皮肤科杂志,1987,5(4):286.
[6] 梁秀宇,关洪全,刘文力,等.常用清热类中药抗Ⅳ型超敏反应的实验研究[J].中医药学刊,2006,24(6):1052-1054.
[7] 王浴生,邓文龙,薛春生.中药药理与应用(第2卷)[M].北京:人民卫生出版社,1998:380-383.
[8] 吴娇,王聪.金银花中的化学成分及其药理作用研究进展[J].中国实验方剂学杂志,2019,25(4):225-234.
[9] 樊兰兰,陆丽妃.百部药理作用与临床应用研究进展[J].中国民族民间医药,2017,26(8):55-59.
[10] Basne TP, Yasuda I, Kumagai N, et al. Inhibition of itch-scratch response by fruit of Cnidium monnieri in mice[J]. Biol Pharm Bull, 2001, 24(9): 1012-1015.

(董金莉,段小军,吴东明)

第十三节 腹膜透析并发症

慢性肾脏疾病发病率不断增高,我国已有超过1亿人患有慢性肾脏疾病,其中有相当部分的患者已进入终末期阶段,需要进行肾脏替代治疗。腹膜透析因具有操作简便、不受场地限制等特点,且与血液透析相比,对保护患者残肾功能、保持血流动力学稳定更具优势,使得该法成为我国终末期肾脏病患者的主要替代疗法之一。

随着腹膜透析患者的增多与透析时间的延长,患者的生活质量与透析疗效逐渐受到重视。影响患者生活质量与透析疗效的因素主要包括残余肾功能、营养状况、腹膜炎、腹膜功能等相关并发症。目前在临床上中医药也逐步应用于腹膜透析患者,并取得了一定的临床疗效。

一、病因病机

慢性肾衰竭患者肾脏功能衰败,对体内产生的毒素失去了代谢能力。腹膜透析是肾脏替代治疗的重要方式之一。腹部包括胃脘部以下,耻骨毛际以上的部位,是腹膜透析的主要场所。腹膜是人体重要的防御屏障,也是透析患者重要的物质交换场所。中医认为腹膜为三焦的重要部分,是元气的水液运输的通道。尿毒症患者肾脏已衰,精微不藏,气化无力,加之肾病日久,脾胃亦损,运化无力,气血生化乏源,则营养不良;脾肾亏虚,水湿不化,日久化浊成瘀,则见毒素升高,血脂异常;脾主湿而恶湿,湿浊中阻,加之釜中无火,脾失健运,则消化功能减退;湿浊不祛,日久化热,加之透析液久渍,则易诱发感染;《经》言:"魄门亦为五脏使",脾、肾功能衰弱亦影响大便的通畅,大便失常极大影响了腹膜功能。概而言之,腹膜透析诸多并发症以脾肾亏虚为本,湿、浊、痰、瘀等为标。单纯的病机较为少见,往往处于虚实夹杂,相互转化之态。

二、辨证论治思路

（一）改善营养状况

尿毒症中医辨证多为肾虚湿浊,认为肾气不足,失于蒸腾气化,不能分清泌浊,以致水湿浊邪内聚,因虚致实,而邪实又常常损伤脾胃,脾为后天之本,脾虚则健运失司,水湿内停,日久蕴而成浊,留贮体内。因而肾虚湿浊贯穿于本病始终,引发多种代谢紊乱性并发症。另外,腹膜透析患者由于多种原因导致食欲下降、蛋白质摄入不足,同时随透析液可丢失大量蛋白质、氨基酸、维生素和其他溶质,造成营养不良,严重影响了患者的生活质量。

1. 低蛋白血症　对于尿毒症低蛋白血症的患者,中医辨证多为脾肾俱虚,气血亏损。治疗宜从健脾补肾,益气养血着手。用养肾汤(太子参25 g,生黄芪30 g,怀山药、茯苓、熟地黄、牡蛎、白花蛇舌草各20 g,枸杞子12 g,肉桂1～3 g,川芎6～9 g,当归15 g,生大黄9～12 g,淡附子6 g)配合腹膜透析治疗慢性肾衰竭,发现血浆白蛋白上升率明显较单纯进行腹膜透析的对照组为高。用人参养荣汤加减(人参10 g,黄芪30 g,熟地黄24 g,茯苓、怀山药各20 g,白术、当归各15 g,五味子12 g,白芍10 g,陈皮、甘草各6 g,肉桂1 g)治疗慢性肾功能衰竭腹膜透析患者的低蛋白血症,亦取得了明显的疗效。在改善患者食欲方面,以自拟方参芪健胃汤(黄芪25 g,党参、白术、茯苓各15 g,淫羊藿12 g,肉桂3 g,牛膝、当归、白芍各15 g,陈皮10 g,半夏、佩兰各12 g,鸡内金10 g,谷、麦芽各15 g)治疗厌食症,在改善低蛋白血症方面较单纯西药治疗组疗效更佳。现代药理学研究表明,人参、黄芪具有增强机体免疫力、促进肝细胞合成白蛋白的作用;茯苓、怀山药可改善消化吸收功能;鸡内金、谷麦芽等能促进胃液分泌,使胃的运动功能加强,有助于消化,增进食欲。在中医辨证施治的基础上加以辨病用药,可以明显改善患者的营养状况[1]。

2. 消化功能紊乱　对于腹透患者,大量高糖溶液进入腹腔,使腹腔内环境发生改变,消化功能因此受到影响,常表现为腹胀、便秘和(或)腹泻等症状,亦是导致腹膜透析患者营养不良的主要原因之一。中医认为其病机多为脾胃虚弱,气机失调。治疗可分别采用健脾和胃,行气化湿法。药用黄芪 20 g,党参、白术、茯苓、山药各 15 g,木香、陈皮各 6 g,法夏、神曲各 10 g,麦芽 20 g。腹胀,加草豆蔻、枳实;腹泻,加炒扁豆、炒薏苡仁、鸡内金;便秘,加火麻仁、郁李仁、杏仁;便秘重,加大黄。用上方治疗腹膜透析并发消化功能紊乱,患者腹胀、腹泻、便秘症状均有所改善。腹泻患者给予止泻饮(党参、白术、茯苓、薏苡仁各 15 g,怀山药 10 g,吴茱萸 5 g,补骨脂 10 g,陈皮 6 g)。把腹膜透析合并消化功能紊乱辨证分为肝脾(胃)不和、脾胃虚弱、脾肾阳虚三型,分别采用中药治疗,患者症状改善明显,总有效率达 94.4%,腹膜透析患者消化功能紊乱多表现为虚中夹实,治疗时宜消补兼施。

(二) 纠正贫血

腹膜透析患者总有进行性贫血存在,导致其贫血的根本原因是肾精不足而致髓枯血少,临床表现为头晕、黑矇、心悸、胸闷、失眠等一系列组织缺血缺氧症状,其中以心脾两虚证最为突出,治疗宜健脾养心,益气补血。用归脾汤治疗尿毒症腹膜透析贫血,治疗 6 个月后发现红细胞(RBC)、血红蛋白(Hb)均较服用中药前有同程度的提高($P<0.05$),而对照组 RBC、Hb 则普遍下降($P<0.01$),提示归脾汤不仅能改善消化吸收,补充造血原料,还可有效改善骨髓造血内环境。另外,补肾法,以川断、杜仲、女贞子、墨旱莲、黄芪、黄精、麦冬、生地黄、菟丝子、丹参、麦芽为基本方纠正贫血症状,取得了满意疗效,并可延长尿毒症患者的透析间隔时间。人参皂苷可以双向调整细胞和体液免疫功能,调节机体内环境,稳定红细胞膜,刺激骨髓造血细胞增生,临床应用可明显提高透析患者红细胞水平。研究表明,补肾药可从整体调理机体,黄芪内的黄芪多糖可双向调节免疫功能,增强细胞内超氧化物歧化酶的活性,减轻细胞的损伤。但对于贫血严重的腹膜透析患者,单纯中药治疗往往疗效甚微,此时需配合使用西药促红细胞生成素、铁剂、叶酸等共同治疗[2]。

(三) 改善脂质代谢紊乱

中医认为血脂增高的主要原因在于痰、湿、浊、瘀。尿毒症患者病程较长,既存在脾肾气虚、肝肾阴虚、气阴两虚等本虚的一面,又可见水液不化,而致聚生痰湿、酿生浊毒、瘀阻血脉的标实症状。腹膜透析患者长期采用以葡萄糖为渗透剂的透析液,增加了膏脂的摄入,进而加重了痰湿浊瘀等病理产物。因此，对于腹膜透析并发脂质代谢紊乱的患者，常以利湿化痰祛瘀法为治则。药用苍术、白术、泽泻、陈皮、生山楂、丹参、川芎、枸杞子、连皮苓、昆布、水飞蓟等，并根据证型适当予以加减。痰湿气滞，加佩兰、枳实；湿浊明显，加黄蜀葵、虎杖；血瘀明显，加桃仁、水蛭等。利湿化痰祛瘀法对于改善腹膜透析后脂质代谢紊乱、减轻动脉硬化及提高患者生活质量和远期预后有重要意义。

（四）保护残余肾功能

减少透析次数、保护残余肾功能对提高透析充分性有重要作用，尤其对小分子溶质的清除十分重要，从公式推算每 1 mL/min 肌酐清除率约相当于 10 L/周腹膜透析肌酐清除率。同时残余肾功能还可保留部分肾脏的内分泌功能，因此最大限度地保留残余肾功能、减少透析剂量、减轻贫血和低钙血症具有重要价值。对于残余肾功能的保护，除了积极治疗原发病、制定合理的透析方案、慎用肾毒性药物、有效控制血压外，中医辨证治疗亦可明显改善患者临床症状，减少透析次数。中药可用太子参、生黄芪、怀山药、苍术、白术、薏苡仁、桑寄生、茯苓、红花、益母草、白花蛇舌草、生大黄，并随症加减，配合腹膜透析治疗慢性肾衰竭，在改善肾功能的同时减少透析次数。结果显示中药组血清尿素氮、肌酐明显低于减少透析组（$P<0.01$），而与正常透析组相比则无明显差异（$P>0.05$）。可认为尿毒症患者在行透析后，由于透析清除了体内代谢产物及多余水分，纠正了酸碱失衡，故中药治疗原则应调整为健脾开胃、降逆止呕，益气养阴、滋补肾元，活血化瘀三个方面。

（五）腹膜炎防治

腹膜炎是腹膜透析最常见的并发症之一，也是患者终止透析的主要原因。其发生除与操作因素、环境因素等相关外，腹腔防御功能随透析时间的延长而减退也是腹膜透析并发腹膜炎的重要机制。在普通透析液中加入黄芪注射液对实验性大鼠进行腹膜透析，观察其对透析并发腹膜炎的疗效及对腹腔防御机制的影响，发现透析液加入黄芪注射液的治疗组其透析液白细胞总数、中性粒细胞数显著低于常规透析组，说明黄芪注射液腹腔给药确能减轻腹膜透析腹膜炎的发病程度。亦有研究表明，黄芪注射液加入透析液中能明显增强大鼠腹腔巨噬细胞的吞噬功能，提高腹腔防御机制，从而减少腹膜炎的发生。有研究者对腹膜透析并发真菌性腹膜炎的患者，用鱼腥草注射液加入透析液中进行治疗，取得了满意疗效。但临床上中医药治疗腹膜炎的效果一般不如抗生素，故很少单纯应用中药治疗，可根据药敏结果配合抗生素治疗[3]。

（六）防治导管、透析液相关并发症

1. **非腹膜炎性腹痛**　此种腹痛发生率较高，主要发生在进出液时，腹透液过冷时更易出现，一般是因为导管腹内段末端刺激该部位的腹膜所致，通过减慢进出液流速，腹痛多能缓解。在排除腹膜炎的可能后，根据疼痛的不同性质，可以分别辨证用药，如疼痛伴有尿意或便意、腹胀、胁肋胀痛、攻窜不定、痛引少腹，多属气滞湿阻，治宜行气利湿，缓急止痛，药用柴胡、香附、陈皮、枳壳、芍药、川芎、大腹皮、茯苓、甘草，亦可口服木香顺气丸；若属脾胃虚弱，寒湿凝滞性疼痛，则治以温阳健脾，行气止痛，方用香砂六君子汤加减：砂仁、木香、延胡索、白术、厚朴、乌药、川楝子、茯苓、白芍、党参、炙甘草。

2. **血性腹水**　多见于女性，临床表现为透出液呈淡红色、体倦乏力、面色无华、舌质淡、脉细。辨证多属脾气亏虚，气不摄血，治宜补气摄血，药用党参、白术、黄芪、茯苓、藕节、当归、蒲黄炭、三七粉、甘草等，并可配合云南白药或三七粉胶囊口服，多数情况下血性腹水可随透析逐渐变淡。

3. **透析管阻塞**　透析管阻塞亦时有发生，尤其腹膜炎时，其中以纤维蛋白阻塞最为常见，西医处理多用肝素或尿激酶冲管。透析管流通不畅常见原因有：输液管道受压、皮下隧道内透析管扭曲、透析管移位、脂肪阻塞透析管侧孔、大网膜包裹、腹膜粘连、功能性透析管引流障碍。一般而言，纠正便秘可解决大约50%的流出不畅。中医认为此属腑气不通，可用承气汤加减，常用药物：大黄、芒硝、枳实、木香、莱菔子等，泻后即停服。

三、临证心得与体会

随着接受腹膜透析替代治疗患者数量的增多，中医药针对这部分人群的治疗措施也随临床实践经验的积累而逐步被广泛应用，并取得了较明显的成效。但是由于目前使用的腹膜透析液的生物不相容性，可引起机体腹膜间皮细胞功能退化而导致透析效能下降。此外，腹透液长期反复刺激引起腹膜慢性炎症性改变等，可降低透析质量，直接影响患者长期治疗的成功率。因此，腹膜透析目前仍面临技术失败和患者中途退出这两大问题，这也是腹膜透析长期进行的最大障碍。前者与透析合并感染有密切关系，后者则与长期透析后的腹膜结构和功能发生变化有关，所以改善和保护腹膜功能是改善腹膜透析患者远期预后的关键。当前中医药研究在改善患者临床症状、提高生活质量方面取得了较好的疗效，而对于中医药如何保护腹膜间皮细胞、延长腹膜使用寿命、提高溶质清除率则有待于进一步探讨。

四、验案举隅

徐某,女,45岁,2021年1月8日初诊。

主诉:维持性腹膜透析4个月余,间断腹痛1个月余。

间断腹胀痛,脐周为主,纳眠一般,大便秘结,小便量少,舌暗淡,苔白,脉沉滑。

西医诊断:腹膜透析,并发腹痛。

中医诊断:腹痛。腑气不通证。

治法:通腑泻浊。

处方:小承气汤加减。枳实15 g,大黄10 g(后下),甘草10 g,厚朴15 g,7剂。

2021年1月19日二诊:腹痛,脐周为主,腹部颜色暗,纳眠一般,大便时干时稀,舌暗淡,苔白,脉沉滑。属腹痛气滞血瘀证,宜行气活血止痛。

处方:血府逐瘀汤加减。川芎10 g,黄芩15 g,枳壳10 g,赤芍10 g,桃仁10 g,桔梗10 g,柴胡15 g,茯苓10 g,牛膝10 g,当归尾15 g,甘草5 g,红花10 g,3剂。

2021年1月22日三诊:神清,精神一般,腹痛较之前稍缓解,仍有乏力,无怕冷,口干,无口苦,纳眠一般,舌暗淡,苔白,脉沉滑。效不更方,续服前方3剂。

2021年1月25日四诊:腹痛较前缓解,乏力减轻,无怕冷,口干,无口苦,纳眠一般。腹部有1条长约3cm长纵行瘢痕,腹壁柔软,全腹无明显压痛,双下肢轻度浮肿,舌暗淡,苔白,脉沉滑。守前方加薏苡仁15 g,10剂。

2021年2月4日五诊:无腹痛,乏力减轻,无怕冷,口干稍减,无口苦,纳眠一般。腹壁柔软,全腹无明显压痛,双下肢轻度浮肿,舌暗淡,苔白,脉沉缓。守四诊方7剂,巩固疗效。后电话回访,患者告知水肿消退,腹痛已愈。

按语:患者中年女性,行腹膜透析数月。腹部乃脾、胃、肠及三焦所在之处。一诊中患者腹胀痛,脐周为主,大便秘结,乃腑实不下,蕴积肠中,予小承气汤通腑下气。二诊虽仍腹痛,但病机变化,四诊合参辨为气滞血瘀证。缘女性患者久患疾病,心情不畅,肝气郁滞,横克脾土,脾胃升降乖戾,气滞津停,血行不畅,气滞血瘀,则腹痛,腹部皮肤色暗,予血府逐瘀汤行气活血止痛。四诊、五诊加薏苡仁健脾渗湿,利水消肿。全方随证变法,因机证治,疗效显著。

参考文献

[1] 魏练波,叶任高,李惠群,等.慢性肾功能衰竭腹膜透析并发症的中医治疗[J].中医杂志,1997(4):222-224,196.

[2] 吴限,孙伟,冯松杰.中医药改善腹膜透析患者临床症状的研究概况[J].江苏中医药,2004(12):60-62.

[3] 成水芹,俞雨生.《2022国际腹膜透析协会关于腹膜透析相关性腹膜炎防治指南建议》的解读[J].肾脏病与透析肾移植杂志,2022,31(6):550-555.

(李艳娟,段小军,关玉龙)

第三章
风湿性疾病临床治验及典型医案

第一节 系统性红斑狼疮

系统性红斑狼疮是一种以多器官、多系统损害为主要特点的自身免疫性疾病,以炎症反应和血管异常为主要病理因素,发病机制尚未明确。遗传、激素水平、病毒感染、环境等多种因素均可诱发或加重病情。系统性红斑狼疮临床表现复杂多样,包括全身症状、皮肤和黏膜表现,以及骨骼肌肉关节、肾脏、血液、心血管等多系统病变,病程迁延反复,病情缓解和加重相互交替。中医对于与系统性红斑狼疮的相关记载较多,但是无对应的疾病名称[1]。目前,国家中医药管理局发布的《中医病证诊断疗效标准》将其定义为红蝴蝶疮,为一种面部常发生状似蝴蝶形之红斑,并可伴有关节疼痛、脏腑损伤等全身病变的系统性疾病,相当于系统性红斑狼疮。但系统性红斑狼疮除了皮肤损伤外还涉及关节、内脏的损伤,与中医"痹证"有一定共性。《素问·痹论》将痹证阐述为由正虚而感受风、寒、湿邪致病,《灵枢·周痹》:"周痹者,在于血脉之中,随脉以上,随脉以下,不能左右,各当其所……风、寒、湿气,客于外分肉之间……分裂则痛……热则痛解,痛解则厥,厥则他痹发,发则如是。"周痹反复发作,与气、血、风、寒、湿邪有关。《素问·痹论》中有"五脏痹"的论述,其符合内脏损伤的表现。故不难发现,系统性红斑狼疮为本虚标实的病症。综合现代医家对于该病的论述,2022年版《中药新药临床研究指导原则》将其分为:风湿热痹、热毒炽盛、阴虚内热、脾肾阳虚、肝肾阴虚等证。有研究表明,其证型占比分别为 19.82%、29.03%、16.59%、18.89%、15.67%[2]，结合西医学的相关实验室检查，莫丽莎等发现热毒炽盛、阴虚内热、肝肾阴虚、脾肾阳虚 4 个证型患者抗核抗体谱、补体水平、血沉、C 反应蛋白等指标相近，脾肾阳虚型 24 小时尿蛋白高于其他证型，热毒炽盛型、脾肾阳虚型的 SLEDAI 积分高于肝肾阴虚型、阴虚内热型，脾肾阳虚型血小板计数明显低于阴虚内热型，脾肾阳虚型总胆固醇高于其他三型[3]。

一、病因病机

红蝴蝶疮以素体禀赋不足，肾精亏损为本，感受外界热毒之邪，瘀血阻滞为标，临床上常见热毒、阴虚、血瘀等虚实夹杂证为病[4]。对于其辨证分型各家认识不一，范永升等认为热毒血瘀阴虚是红蝴蝶疮发生的基本病机，解毒祛瘀滋阴法是治疗本病的基本法则。因红斑狼疮涉及多脏器，除热毒、阴虚、血瘀之外，另分两型九证，结合西医学对系统性红斑狼疮的认识将红蝴蝶疮分轻、重两型，轻症从关节、肌肉、血液系统、低热情况，分风湿痹证、气血亏虚证、阴虚内热证，重症以皮疹、高热、心包积液、肺部病变、肝损伤、水肿、神经系统病变而分热毒炽盛证、饮邪凌心证、痰瘀阻肺证、肝郁血瘀证、脾肾阳虚证、风痰内动证。兰金初等认为从中医角度分析，本病发病有内因和外因两个方面，病位在血脉，病机错综复杂，以阴阳气血失调，阴虚为本，热、毒、瘀为标。其将红蝴蝶疮分为 13 个证候：毒热炽盛证、阴虚火旺证、肝肾阴虚证、瘀热痹阻证、邪热伤肝证、风湿热痹证、瘀毒入心证、热瘀积饮证、脾肾两虚证、气滞血瘀证、上焦实热证、气营热盛证、肝郁血滞证[5-7]。现代医家对红蝴蝶疮共同的病机认识是热毒、阴虚、瘀血，借鉴西医学观念，从不同靶器官损伤而分别做出阐述，心、肝、脾、肺、肾各脏器均有涉及，同时落实到气血、骨节等方面。谈平总结诸家经验，结合自身临床实践，形成治疗系统性红斑狼疮的"四辨原则"，即首辨虚实，次辨阴阳，三辨病邪，四辨脏腑。因机证治，以证选方，精准用药，多收良效。

二、辨证论治思路

在西医学对系统性红斑狼疮认识的基础上，谈平结合各医家观点，提出红蝴蝶疮的产生乃以先天禀赋不足为基础，阴损及阳为阴阳盛衰表现，病理变化主要为血管病变，涉及脏腑、经络、骨节而出现不同临床表现，主要病理产物以瘀血、水饮、痰浊、热毒为主，邪毒不清，损伤正气。这也是疾病缠绵难愈的重要原因。具体辨证如下。

(一) 热毒炽盛证

主症：可初发，也可稳定后再发，大多骤然出现症状，高热、烦渴、颜面斑疹赤红、肌肉、关节酸痛；严重者精神恍惚或神昏谵语、抽搐，甚至出现热盛动血表现（眼结膜有出血点、吐血、衄血、血尿、便血等），舌质红绛或紫暗，苔黄腻或光滑无苔，脉弦数或洪数。

治法：清营凉血，养阴解毒。

处方：犀角地黄汤加减。

组成：水牛角 30 g，生地黄 30 g，白芍 15 g，赤芍 10 g，牡丹皮 10 g，金银花 10 g，连翘 10 g，大青叶 10 g，天花粉 15 g，白茅根 30 g，青蒿 30 g。

方解：水牛角清热凉血止血以防耗血动血，为君药；赤芍、丹皮清热凉血、化瘀止血，为臣药；生地黄、白芍、天花粉滋阴养血和营，防止血分热盛，耗伤津液；金银花、连翘、青蒿清热泻火，透热外出；大青叶清热解毒，以防热盛成毒；白茅根清热凉血，利尿通淋，从小便导热外出，共为佐使药。对于出现严重精神恍惚、神昏谵语、抽搐者，可加羚羊角，或配伍安宫牛黄丸；对于吐血等消化道出血情况，可配合口服云南白药等。

(二) 肝肾阴虚证

主症：精神萎靡，五心烦热，时有低热，夜寐不安，头晕，耳鸣盗汗，腰膝酸软，面部斑疹色暗，口干咽燥，舌红少津，苔薄黄，脉弦细或细数。

治法：补益肝肾，养阴清热。

处方：左归饮加减。

组成：熟地黄 15 g，山药 10 g，牡丹皮 10 g，枸杞子 10 g，山茱萸 10 g，茯苓 10 g，甘草 10 g，桑寄生 15 g，女贞子 10 g，当归 10 g，麦冬 10 g，青蒿 15 g。

方解：方中熟地黄、山药、山茱萸、枸杞子、女贞子补益肝肾，填精益髓，为君药；当归、麦冬滋阴养血；桑寄生补肝肾，强筋骨，共为臣药；丹皮、茯苓、青蒿清热利湿，为佐药；甘草甘温补中，调和诸药，为使药。阴虚重则化火，当其涉及骨节疼痛、口干、小便黄、颜面斑疹鲜红等火旺之表现时，则考虑青蒿鳖甲汤加减。且红斑狼疮患者素体阴虚多见，如并有雷诺征、网状青斑等，可考虑用桂枝、鸡血藤等温通血分、活血化瘀之品。对于合并肝功能异常者，考虑阴虚夹湿，如胆红素上升可用茵陈五苓散加减。

(三)阴阳两虚证

主症：面色少华,间有潮红,爪甲不荣,神疲乏力,食少纳呆,水肿,舌淡胖,有齿痕,苔薄白,脉细,沉取乏力。

治法：调补阴阳。

处方：金匮肾气汤加减。

组成：熟地黄 15 g,山茱萸 10 g,山药 10 g,泽泻 10 g,茯苓 10 g,牡丹皮 10 g,桂枝 10 g,附子 10 g(先煎),党参 10 g,白术 10 g,苏梗 10 g,黄芪 15 g。

方解：方用桂枝、附子温肾助阳,熟地黄、山茱萸、山药滋补肝、脾、肾三脏之阴,阴阳互生,使肾之阳气生化无穷,再以泽泻、茯苓利水渗湿,牡丹皮辛散活血,入血分而行血,配党参、黄芪、当归益气养血而活血,同时白术、茯苓健运脾胃,联合黄芪能加强健运水湿之功,苏梗芳化醒脾又能化浊。如有腰膝酸痛,加重补肾之品桑寄生、肉苁蓉、杜仲等;对于纳差、腹泻者,加重芳化健脾之类。

(四)气滞血瘀证

主症：面部红斑,胸胁满而口苦,女子月经提前,月经色黑有块,舌苔薄黄,脉弦滑。

治法：疏肝解郁,行气活血。

处方：逍遥散合血府逐瘀汤加减。

组成：当归 10 g,白芍 10 g,柴胡 10 g,茯苓 10 g,白术 10 g,炙甘草 10 g,煨姜 10 g,薄荷 5 g,生地黄 10 g,桃仁 10 g,红花 10 g,赤芍 10 g,枳壳 10 g,川芎 10 g,牛膝 10 g,桔梗 10 g。

方解：方中当归、白芍养血柔肝;柴胡疏肝解郁,加薄荷少许以增疏散条达之功;茯苓、白术、甘草培补脾土;煨姜与归、芍相配,以调和气血,与苓、术相配以调和脾胃。诸药合用,使肝郁得解,血虚得养,脾虚得补,联合血府逐瘀汤中桃仁破血行滞而润燥,红花活血祛瘀以止痛,共为君药。赤芍、川芎助君药活血祛瘀;牛膝活血通经,祛瘀止痛,引血下行,共为臣药。桔梗、枳壳升降气机,柴胡疏肝解郁,升达清阳;生地黄凉血清热,配赤芍能养血和血;甘草调和诸药。全方共奏活血化瘀,行气止痛之功。两方合用,疏肝健脾,养血和血,标本兼治。对于出现胸闷、胸痛并心悸、心慌等入心系者,可炙甘草汤加减,或用速效救心丸、冠心苏合丸;如有四肢厥冷、大汗淋漓、脉微欲绝,可用参附注射液等。

（五）痰瘀阻肺证

主症：胸闷，气喘，咳嗽，咯痰黏稠，伴有瘀血之爪甲青紫，口唇发绀等表现，CT检查有间质性肺炎或肺部感染，舌质红，苔黄腻，脉滑数。

治法：宣肺化痰，祛瘀平喘。

处方：麻杏石甘汤合苇茎汤加地龙化裁。

组成：苇茎60 g，薏苡仁30 g，桃仁10 g，冬瓜仁15 g，杏仁10 g，甘草10 g，生麻黄5 g，生石膏30 g，地龙20 g，南沙参20 g，金荞麦根20 g，鱼腥草60 g，浙贝母15 g。

方解：方中苇茎清肺泄热，为治肺痈要药；辅以冬瓜仁祛脓排痰，薏苡仁清热利湿，使湿热从小便出；桃仁活血祛瘀，润肠通便，引瘀热从大便出。对于肺痈将成，服之可使消散；已成脓者，服之可使脓排瘀去，痈可自愈。用麻黄，取其能宣肺而泻邪热，寓"火郁发之"之义；但其性温，故配伍辛甘大寒之石膏，且用量倍于麻黄，考虑到狼疮患者素体阴虚，麻黄量进一步减少，二药相制为用，使宣肺而不助热，清肺而不留邪，肺气肃降有权，则喘急可平。杏仁降肺气，助麻黄、石膏清肺平喘。炙甘草既能益气和中，又与石膏合而生津止渴，更能调和于寒温宣降之间。

（六）水饮凌心证

主症：呼吸气促，不能平卧，咳嗽，咳吐粉红色泡沫痰，心烦，神疲，面唇发绀，肢冷汗出，舌红或淡暗，或有齿痕，苔白或滑，脉结代。

治法：利水宁心，益气活血。

处方：木防己汤合丹参饮加减。

组成：防己10 g，石膏10 g，桂枝10 g，党参10 g，丹参15 g，砂仁10 g，附子10 g（先煎），黄芪20 g，当归10 g。

方解：用苦寒之防己以泄下焦，甘寒体重之石膏以清里热，桂枝通心阳以利膀胱之水。黄芪益气利水，喘咳发作，耗伤气津，以党参补之。丹参、当归活血化瘀止痛而不伤气血。配辛温芬芳之砂仁行气止痛，附子温阳以利水，同时振奋心阳。

三、中西医结合治疗经验

西医学对于红蝴蝶疮的治疗仍缺乏行之有效的方法，目前糖皮质激素依然是基础用药，可以配合免疫抑制剂以及生物制剂，但其不良反应仍需要关注。谈平主张中西医结合以减毒增效,在缓解期尤其重要。将辨病与辨证相结合,急则治标祛邪以扶正,缓则调节阴阳,扶正以祛邪。在临床上,主张根据患者症状、体征以及辅助检查评估红蝴蝶疮的活动程度、病情的轻重缓急以及人体正气盛衰状态,及时调整中西医治疗的侧重点,急性期以西医治疗为主,迅速缓解病情,辅以中药增效减毒,扶助正气,减轻西药的副作用;平稳期或缓解期则以中医药为主调和阴阳,扶正祛邪,增强机体的抵抗力、免疫力和修复力,延缓甚至阻止疾病进展。

谈平认为热毒存在与否以及热势强弱反映了病情活动情况,阴虚贯穿疾病始终,瘀血等病理产物的产生则注定了疾病缠绵,三者往往相互关联,甚至同一患者同一阶段均可出现。故在遣方用药时,需要抓住主要矛盾,同时兼而顾之,借鉴西医学的分期、分型,找出有针对性的药物。例如,中药青蒿提取物可通过调控 T 淋巴细胞亚群功能、抑制 B 细胞的过度活化、抑制 NK 细胞以及 IL-10、TNF-α 等而发挥治疗作用[8,9]。白花蛇舌草能够抑制 TNF-α、IL-6 的表达,阻断免疫复合物的形成及维持细胞因子网络的平衡,从而减轻关节炎症状[10]。在红斑狼疮的治疗中,考虑到血管作为靶器官之一,中医认为气血运行于脉管之中,气血运行不畅,瘀血乃生,活血化瘀可贯穿始终。现代药理学提示,丹参能从多条途径调节中性粒细胞的功能,抑制其与内皮细胞黏附,减少氧自由基的产生,进而减轻炎症反应,从而对红斑狼疮有治疗作用,故中医理论与现代研究均支持丹参等活血化瘀之品在各阶段的配伍使用。

四、临证心得与体会

本病的基本病机为阴虚、血瘀、热毒。谈平认为红蝴蝶疮病情复杂,单纯从脏腑辨证不足以体现疾病的特征,且本病大多为多系统、多靶器官共同发病,从本质上而言以阴阳为总纲,结合邪正消长、气血津液以及病理产物动态变化,更能提纲挈领把握疾病,应根据疾病基础情况、轻重缓急、病变脏腑的不同做出相应调整。在治疗过程中以养阴清热为主线,根据痰浊、瘀血、热毒等病理产物而分别予化痰泄浊、活血化瘀、清热解毒等治法,达到阴平阳秘,协调脏腑功能的目的。

谈平强调急则治标,重视借鉴西医学的规范诊疗。红斑狼疮为免疫系统疾病,其本身存在免疫失调,中医治疗在某些紧急情况下可能滞后,需要免疫抑制剂、激素冲击,乃至血浆置换等的干预。在规范治疗的同时,中医可以发挥顾护脾胃，减轻不良反应的作用，攻邪宜速，扶正善后。

谈平认为轻症、稳定期应缓图固本。中医药在减少激素、免疫抑制剂的毒副作用时，更重要的是增强患者免疫力、抵抗力、修复力，减少疾病损害，延缓疾病进展，使患者长期处于一个协调的状态。

五、验案举隅

冯某，女，52岁，2023年7月3日初诊。

主诉：系统性红斑狼疮10余年，伴双下肢浮肿半个月。

患者10年前在当地医院被确诊为系统性红斑狼疮，长期服用小剂量激素和免疫抑制剂治疗（具体药物及用量不详）。半个月前出现双下肢中度水肿，自行口服利尿剂，水肿消退不明显，遂今日来我科就诊。刻下：双下肢水肿，神疲乏力，食欲不佳，睡眠可，大便不成形，小便多泡沫，舌淡红，苔薄白，脉濡滑。尿酸372.96 μmol/L，肌酐68.00 μmol/L；白蛋白36.70 g/L，白蛋白/球蛋白1.12；谷草转氨酶38.00 U/L，腺苷脱氨酶24.58 U/L；血清钠135.78 mmol/L；红细胞平均宽度35.40 fL，红细胞分布宽度变异系数11.70%，嗜酸性粒细胞比率0.10%，嗜酸性粒细胞计数0.01×10^9/L，平均血小板体积8.30 fL，大型血小板比率12.10%，血小板平均宽度8.50 fL；尿隐血（+），蛋白（+），白细胞酯酶（+），白细胞（++）。

西医诊断：系统性红斑狼疮，狼疮肾炎。

中医诊断：红蝴蝶疮，水肿。脾气亏虚，水湿浸渍证。

治法：健脾益气，利水消肿。

处方：五苓散加减。茯苓30 g，桂枝10 g，泽兰20 g，大腹皮15 g，半枝莲20 g，赤芍15 g，丹参15 g，猪苓30 g，白茅根30 g，白术15 g，当归10 g，黄芪50 g，7剂。

2023年7月11日二诊：水肿基本消退，神疲乏力减轻，食欲转佳，大便可，小便泡沫减少，舌淡红，苔薄白，脉缓。效不更方，守前方14剂续服。后电话回访，水肿未发，精神可，已回归工作。

按语：本案患者久患系统性红斑狼疮，正气耗伤，脾肾受损，气血不足，精神失养，则神疲乏力；脾失健运，水液不化，则食欲不振；泛溢肌肤，则水肿；正气愈亏，则水肿难消；脾肾不足，封藏固摄无力，精微遗泄，则见血尿、蛋白尿、小便多泡沫；水湿下趋肠道，则大便不成形。

方中茯苓、猪苓、大腹皮健脾祛湿,利水消肿;泽兰活血利水,半枝莲清热凉血,利水消肿;赤芍、丹参、当归清热凉血,活血化瘀;桂枝通阳化气;黄芪、白术健脾益气,培土制水。全方辨证精确,用药独到,药中肯綮。

参考文献

[1] 栗占国,张奉春.风湿免疫学高级教程[M].北京:人民军医出版社,2014:91-100.
[2] 敖秀红.系统性红斑狼疮(活动期)的中医证候及用药规律研究[D].沈阳:辽宁中医药大学,2023.
[3] 莫丽莎,朱卫娜,何露露,等.系统性红斑狼疮中医证型与实验室指标的相关性研究[J].江西中医药大学学报,2021,33(1):45-48.
[4] 范永升.中医药治疗系统性红斑狼疮的探讨[M].浙江中医杂志,2002(5):200-201.
[5] 范永升.系统性红斑狼疮的中医临床探索与实践[J].浙江中医药大学学报,2019,43(10):1030-1035.
[6] 兰金初.对系统性红斑狼疮的认识与治疗[M].北京:中国科学技术出版社,2003:31-32.
[7] 卜绿萍,兰金初.中医治疗系统性红斑狼疮的思路[J].世界中西医结合杂志,2006,1(2):107-110.
[8] 朱卫星,顾军.青蒿琥酯对狼疮样小鼠肾脏白介素6和转化生长因子β的影响[J].中国中西医结合皮肤性病学杂志,2005,2(1):25-27.
[9] 董妍君,李卫东,屠呦呦.双氢青蒿素对BXSB狼疮小鼠自身抗体产生、TNF-α分泌及狼疮性肾炎病理改变的影响[J].中国中西医结合杂志,2003,23(9):676-679.
[10] 王瑞,唐艳萍.白花蛇舌草治疗大鼠胶原诱导性关节炎的实验研究[J].现代中西医结合杂志,2012,21(12):1277-1278.

(刘斌,段小军,关玉龙)

第二节 类风湿关节炎

类风湿关节炎是一种以侵蚀性关节炎为主要表现的全身性自身免疫病,表现为以双手、腕、膝、距小腿和足关节等小关节受累为主的对称性、持续性关节炎[1]。类风湿关节炎属于中医学"痹证""尪痹"的范畴。中医痹证是人体正气亏虚或营卫失调,感受风、寒、湿、热之邪,正邪相合而为病;使气血经脉乃至筋骨痹阻,失于濡养,而出现的以人体关节肌肉肿痛、酸楚、僵硬、麻木、活动受限,严重时可造成关节畸形为主要特征,病情反复且逐渐加重,甚至累及脏腑的一类疾病的总称[2]。中医对痹证的论述始见于《素问·逆调论》篇,提出了

"骨痹"的病名。《金匮要略》中对诸关节疼痛为主者称为"历节病",湿邪偏盛者为"湿痹"。历代医家根据其病因、病位、病机、临床表现及病程长短对其进行分类,多将"风湿痹病""历节病""痛风病""顽痹"等以关节疼痛为主要表现的疾病归属于"痹证"。

一、病因病机

谈平认为痹证病因为风、寒、湿之邪侵袭人体,太阳首当其冲,体表受邪,风寒外束于表,经气不利,经脉痹阻,不通则痛,故临床可见关节疼痛;风寒之邪客于肌表,在表之卫气不固,内外合因,邪正交争于体表,则畏寒;疼痛日久,可见痛处重着;病程日久,风湿之邪或从阳化热,或从阴化寒,或阴损及阳,或阳损及阴,表现为寒热错杂;痹证日久,迁延不愈,病情反复,久病多虚、多瘀。《素问·痹论》:"风、寒、湿三气杂至,合而为痹。"[3]认为正气亏虚是导致疾病的内在原因,风、寒、湿、热邪是导致疾病的外在原因。《金匮要略·中风历节病脉症并治》有:"寸口脉沉而弱,沉即主骨,弱即主筋,沉即为肾,弱即为肝。汗出入水中,如水伤心,历节黄汗出,故曰历节。""盛人脉涩小,短气,自汗出。""血痹阴阳俱微。""夫尊荣人,骨弱肌肤盛,重因疲劳汗出,卧不时动摇,加被微风,遂得之。"[4]张仲景用了大量的条文说明,由于荣卫虚弱、肝肾不足、阴血亏虚、盛人阳虚等正虚的存在,导致了风、寒、湿、热之邪乘虚侵袭经络而流注关节,阻碍气血运行,形成痹证。历代医家又补充了"热、痰、瘀"等多种致病因素。谈平认为痹证总以本虚标实,虚实夹杂,痰瘀互结为主,实证多由风、寒、湿、热、痰、瘀等病理因素导致,本虚多因肝肾亏虚、营卫气血不足等致病,其中寒、瘀贯穿疾病始终。

谈平认为本病急性期以邪实为主,稳定期以正虚为主。急性期因风、寒、湿之邪侵袭人体,因而发病,病情迁延,正气耗损,对于外感邪气无力斗争,本已正虚,又兼内生水湿、痰饮、瘀血等病理产物结于组织关节;稳定期肝肾两虚,兼有实邪。

二、辨证论治思路

谈平提出急性期以温化寒凝,散寒通经,兼化瘀为主,稳定期以温经通络,滋补肝肾,兼化瘀为主,温通、化瘀贯穿整个治疗过程。急性期以寒凝气滞为主要病机。寒邪侵蚀关节,寒为阴邪,寒主收引凝滞,可致血瘀,导致寒凝和气滞,引起关节疼痛、活动不利等症状。治疗上重在温化,以温化寒凝,散寒通经为主,选择桂枝方类。桂枝与芍药配伍,调和营卫,起到发汗解肌,温经通络,温阳化气,温经除痹功效。阳虚,风、寒、湿侵袭经络关节,因寒为阴邪,易损伤阳气,若畏寒显著者,可加附子温经散寒止痛。王清任《医林改错》曰:"血受热则煎熬成块。"风湿之邪或从阳化热,热邪可致瘀,血瘀又可与热邪互结成瘀热,瘀热阻络则见关节红肿疼痛。此阶段,患者寒热错杂,治疗以通阳行痹,祛风除湿,佐以清热活血,常加用乳香、没药、鸡血藤、忍冬藤。疾病后期肝肾亏虚,痰瘀互结,痹阻经络,使病情反复发作,缠绵难愈,治疗以滋补肝肾,温经通络,活血化瘀为法,配合虫类中药搜风通络。具体辨证论治经验如下。

(一)急性期

1. 风寒湿痹证

主症:疼痛较剧,遇寒更甚,得热痛减,关节屈伸不利,晨起僵硬不适,局部皮色不红,触之不热,畏寒,局部冷感,舌苔白,脉弦。

治法:温经散寒。

处方:桂枝汤加减。

组成:桂枝 15 g,白芍 15 g,甘草 10 g,生姜 10 g,大枣 15 g,姜黄 20 g,葛根 30 g。关节肿胀疼痛,加乳香、没药各 5~10 g;腰膝关节疼痛,加牛膝 10 g,川断 10 g,桑寄生 10 g;掌指关节疼痛,加姜黄 15~20 g。

方解:桂枝辛甘温,归肺、心、膀胱经,具有发表散寒,温通经脉,助阳化气之功效;芍药酸苦寒,归肝、脾经,敛阴护营,因其性寒能入营,又具补血平肝止痛之功;二者相辅相成,发散中有收敛,收敛中有发散,使发散恰到好处;生姜味辛,性温,发散风寒,温中止呕,佐桂枝散寒祛风;大枣味甘,佐芍药和中;甘草甘平,合桂枝、生姜以辛甘化阳,调周身气血之阳气,合芍药以酸甘化阴,滋周身之阴液,合大枣能和养胃气。加大桂枝、姜黄用量以活血行气,通络止痛。

2. 寒热错杂证

主症:肢体关节作痛、肿胀,自觉局部灼热,局部变形、伸屈不便,畏风恶寒,舌苔黄白相间,脉象紧数。

治法:通阳行痹,祛风除湿,佐以清热。

处方:桂枝芍药知母汤加减。

组成:桂枝 15 g,白芍 15 g,白术 15 g,附子 10 g(先煎),防风 10 g,甘草 10 g,知母 10 g,麻黄 10 g,川芎 15 g,桑寄生 15 g,牛膝 15 g,杜仲 15 g。湿重,

加薏苡仁 20 g;关节红肿疼痛,肤温高,加鸡血藤 15 g,忍冬藤 15 g;关节灼热,加石膏 30 g(先煎);自汗出,加麻黄根 10 g。

方解:该方由桂枝汤去大枣加麻黄、白术、知母、防风、附子而成。方中以桂枝祛风通阳;桂枝去枣加麻黄以助其通阳,加白术、防风以伸脾气,加知母、附子以调其阴阳,谓欲制其寒,则上之郁热已甚,欲治其热,则下之肝肾阳已痹,故桂、芍、知、附寒热辛苦并用而各当也。全方共奏通阳行痹,祛风除湿,和营止痛之效。

(二) 稳定期

肝肾两虚,痰瘀互结证

主症:关节疼痛日久,腰膝酸冷,晨起僵硬难伸,关节周围皮色暗黑,或痛处不移,呈刺痛、麻木、重着,面色黧黑或关节变形,拘挛,头晕耳鸣,心悸不宁,肌肉瘦削,舌质淡红,苔薄白,脉涩沉或弦涩。

治法:补益肝肾,祛风除湿,活血化瘀。

处方:独活寄生汤加减。

组成:桑寄生 20 g,杜仲 15 g,川牛膝 10 g,独活 10 g,川芎 10 g,防风 10 g,白芍 10 g,肉桂 10 g,当归 10 g,秦艽 10 g,人参 10 g,细辛 6 g,甘草 6 g。脾虚,加砂仁 5 g,白术 10 g;关节疼痛合并麻木,加全蝎 5 g 或地龙 10 g;关节肿胀疼痛,加乳香、没药各 5~10 g;掌指关节疼痛,加姜黄 15~20 g。

方解:独活活血通痹,养血和营,祛风化湿,散寒止痛;防风、秦艽、肉桂、细辛,合为臣药,其中防风是极佳的止痒解痉之药,还可起到胜湿止痛,祛风解表之效;肉桂可通络止痛,有极佳的入骨搜风之效;细辛温肺化软,解表散寒,祛风止痛;加桑寄生、杜仲、川牛膝补益肝肾,祛风除湿,强筋壮骨;川芎活血祛瘀,行气开郁;白芍缓中止痛,敛阴收汗;当归调经止痛,活血补血;人参补中益气,健脾益肺;甘草调和诸药,益气补中。诸药合用,祛邪扶正。

三、中西医结合治疗经验

谈平根据类风湿关节炎的临床特征、病理特点,进行中医辨证分期、分型。据中医辨证原则,灵活吸收前人药理研究成果,筛选出具有显著抗炎止痛作用的中药。如在缓解疼痛方面,多选用乳香、没药和姜黄配伍。乳香性温,味辛、苦,归心、肝、脾经,具有辛散温通,活血定痛,消肿生肌的功效,主治痈疮、跌打损伤、痛经和产后瘀血等症。现代药理学研究表明,其具有显著的抗炎、杀菌作用,临床广泛用于治疗风湿、类风湿关节炎和骨关节炎。姜黄味苦、辛,性温,归脾、肝经,具有破血行气,通经止痛的功效。现代药理学研究表明,姜黄中的姜黄素具有抗炎、镇痛作用。葛根与麻黄配伍,麻黄发散表寒,葛根解肌发表,共同缓解项背拘紧疼痛。葛根的有效成分异黄酮具有维持血管稳定、保护脑神经、抗氧化、防止肝肾损伤、改善代谢与免疫功能等多种药理作用[5]。

附子大辛大热,温经助阳,偏散里寒,鼓邪外出,还具有止痛作用。附子含有的乌头碱为双酯类生物碱,具有麻辣感。酯类生物碱分子中的酯键是产生毒性的关键部分,水解后产生的氨基醇,亲水性增加,毒性降低很多。将乌头碱在中性水溶液中加热,酯键也同样被水解。一般其水溶液在100℃时,除去一分子醋酸,生成苯甲酰乌头碱。苯甲酰乌头碱亲水性比乌头碱强,毒性则小得多。临床常根据患者情况选用附子用量,需要先煎减毒。

四、临证心得与体会

类风湿关节炎,属中医之痹证,疼痛常较为剧烈。谈平认为寒、瘀是痹证之标,存在于痹证的各个阶段。

王清任言"痛久必有瘀血",关节疼痛又可加重瘀血,瘀血与痹证相互影响。谈平认为血瘀是关节疼痛的主要因素,常选用桃仁、红花、川芎、鸡血藤、乳香、没药等活血化瘀通络之品。对于关节肿胀疼痛,配伍醋乳香、醋没药,辛散温通,活血定痛,醋制后,活血止痛之力更强。对于红肿疼痛、肤温高,常用鸡血藤、忍冬藤,调气活血养血,清热止痛。研究表明,部分活血化瘀中药有明显抗炎、抗粘连作用。

对于痹证之经脉痹阻,血行不畅,风、寒、湿邪内侵,深入筋骨,特别是久病合并关节麻木患者,谈平常使用虫类药物搜风通络。虫类中药药性峻猛,可活血破瘀,搜经剔络。对于痰瘀胶结积久而成之顽症沉疴,一般药物实难中病,非虫类之属难承其任。蜈蚣辛温有毒,入肝经,可息风止痉,解毒散结,通络止痛。由于蜈蚣走窜之力最速,内而脏腑,外而经络,凡气血凝聚之处皆能开之,故通络止痛力强。全蝎辛平有毒,功同蜈蚣,因其善入肝经,具有搜风发汗之能,故息风止痉力强。两药伍用,相得益彰,增强搜风逐风,通络止痛,息风止痉之力。临床根据患者病情可单用或联用。除虫类药物外,谈平还常用藤类药物,藤类入药,善走经络,有祛风湿,解痉挛,舒筋活络的功效。《本草便读》云:"凡藤蔓之属,皆可通经入络,盖藤者缠绕蔓延,犹如网络,纵横交错,无所不至,其形如络脉。"《本草汇言》亦曰"凡藤蔓之属,皆可通经入络","蔓藤舒筋脉,枝条达四肢"。临床上常用忍冬藤、鸡血藤配对,忍冬藤具有清热解毒,疏风通络的功效,鸡血藤养血活血,通络止痛。二药配伍可化瘀行血,祛瘀生新,疏通经络,调理脏腑。

谈平对不同部位的关节疼痛,使用靶向药对治疗。对于颈部、掌指、上肢关节疼痛,常用姜黄、葛根配伍,姜黄具有破血行气,通经止痛之效,葛根具有发表解肌升阳功效,二药配伍药力上行,行气活血。对于腰膝关节、足踝关节等下肢关节疼痛,常用牛膝、川断配伍,牛膝补肝肾,强筋骨,活血通经,善引诸药下行,川续断补肝肾,强腰膝,壮筋骨,二药配伍既可补肝肾,强壮筋骨,又可通经活络,活血以祛邪。

痹证日久,迁延不愈,病情反复,久病多虚。谈平认为虚多在气血和脏腑,因痹证属于筋骨病变。肾主骨,肝主筋,肝与肾同居下焦,因此治疗痹证日久必配伍补益肝肾之品,如桑寄生、牛膝、川断、杜仲、菟丝子、徐长卿等。

五、验案举隅

患者,女,53岁,2023年7月19日初诊。

主诉:类风湿关节炎14年,多关节疼痛半个月。

14年前患者因关节疼痛,诊断为类风湿关节炎,先后使用甲氨蝶呤、托法替布、重组人Ⅱ型肿瘤坏死因子受体-抗体融合蛋白等药物,治疗效果欠佳。2023年7月5日因关节疼痛加重,开始使用巴瑞替尼(2 mg,每日1次)联合双氯芬酸钠(1片,每日1次)。刻下:无发热,畏寒,双手掌指关节疼痛,伴晨僵,双膝关节肿痛畸形,右踝关节肿痛,关节局部肤温高,纳食可,睡眠一般,夜尿1~2次,大便正常,舌暗红水润,苔白,脉沉滑。

西医诊断:类风湿关节炎。

中医诊断:痹证。寒热错杂夹瘀证。

治法:通阳行痹,祛风逐湿,活血止痛。

处方:桂枝芍药知母汤加减。桂枝30 g,白芍30 g,知母10 g,附子15 g(先煎),麻黄10 g,炙甘草15 g,大枣10 g,蜈蚣2条,全蝎5 g,牛膝15 g,刺五加20 g,赤芍20 g,7剂。

2023年7月26日二诊:关节疼痛减轻,睡眠差,偶有心悸,舌暗红水润,苔白,脉数。守前方加生牡蛎30 g,生龙骨30 g,7剂。

2023年8月2日三诊：关节疼痛持续好转,无心悸,头皮发麻及双足麻木,睡眠一般,舌暗红,苔白,脉数。守前方加生薏苡仁、龙骨、牡蛎,14剂。

2023年8月24日四诊：关节疼痛基本缓解,指关节僵硬好转,畏寒好转,皮肤瘙痒及双足麻木好转,睡眠一般,胃纳稍差,大便偏烂,舌暗红,苔白,脉弦数。守前方去薏苡仁,加黄芪30 g,党参20 g,7剂。后期随访,患者诸证基本消失,病情稳定。

按语：本案患者外感风寒湿邪,病程日久,风湿之邪或从阳化热,或从阴化寒,或阴损及阳,或阳损及阴,表现为寒热错杂。痹证病程顽缠,邪实正虚,病久入络者,多见血瘀络阻,此时单用桂枝芍药知母汤往往力不能及,加用虫类药搜剔逐邪,散瘀消痰通络。方中以桂枝温通经脉,助阳化气;麻黄、防风发汗解表,散寒湿;附子温经散寒止痛;知母养阴清热,既能防止辛温药燥化太过,又可制约麻黄、桂枝发汗太过;赤芍活血化瘀止痛;牛膝、刺五加补肝肾,强筋骨,引药下行;大枣补中益气,顾护脾胃;全蝎祛风通络止痛,解毒散结消肿,蜈蚣通经络,止疼痛,二者联用起到搜风通络,化瘀散结之功。诸药合用通阳行痹,祛风逐湿,活血止痛。二诊患者睡眠差,偶有心悸,加用龙骨、牡蛎镇静安神,止心悸。邪气闭痹,非通不能止其痛。三诊患者头皮发麻及双足麻木,加薏苡仁祛湿除痹,舒筋活络,与原方配伍祛湿通络,通络止痛。四诊患者胃纳稍差,大便偏烂,脾胃不足,故去薏苡仁、龙骨、牡蛎,加黄芪、党参补气升阳,健脾益气,增强温通止痛之功。谈平强调辨病、辨证相结合,中西医协同,虫类药与藤类药相配,根据病位选用引药,在治疗过程中事半功倍。

参考文献

[1] 中华医学会.临床诊疗指南风湿病分册[M].北京：人民卫生出版社,2020.
[2] 田德禄.中医内科学[M].北京：人民卫生出版社,2007.
[3] 田代华.黄帝内经素问[M].北京：人民卫生出版社,2007.
[4] 何任.金匮要略[M].北京：人民卫生出版社,2007.
[5] 王筠默.中药药理学[M].上海：上海科学技术出版社,2022.

（张洞于,董金莉）

第三节　强直性脊柱炎

强直性脊柱炎是一类以累及中轴关节（脊柱）为主的慢性进行性炎性疾

病,并可侵犯四肢关节和其他脏器。其病因尚不明确,西医常以非甾体消炎药、慢作用抗风湿药、生物制剂治疗[1]。根据该病的发病特点,中医将其归入"大偻"范畴。中医药治疗本病有其特色优势,既能缓解疼痛,亦能控制骨破坏进展。《素问·生气通天论》曰:"阳气者,精则养神,柔则养筋,开阖不得,寒气从之,乃生大偻。"《素问·脉要精微论》曰:"背者,胸中之府,背曲肩随,府将坏矣。腰者肾之府,转摇不能,肾将惫矣。"《素问·至真要大论》曰:"太阳在泉,寒复内余,则腰尻痛,屈伸不利,股胫足膝中痛。"[2]《伤寒论·辨太阳病脉证并治》:"太阳病,项背强几几,反汗出恶风者,桂枝加葛根汤主之。"[3]《诸病源候论·背偻候》曰:"肝主筋而藏血,血为阴,气为阳。阳气精则养神,柔则养筋。阴阳和则气血调适,共相荣养也,邪不能伤。若虚则受风,风寒搏于脊膂之筋,冷则挛急,故令背偻。"《东医宝鉴》论"背伛偻":"中湿背伛偻,足挛成废,腰脊间骨节突出,亦是中湿。老人伛偻乃精髓不足而督脉虚也。"《医学衷中参西录》曰:"凡人之腰痛,皆脊梁处作痛,此实督脉主之……肾虚者,其督脉必虚,是以腰疼。"[4]

一、病因病机

根据中医理论及西医学对本病的认识,谈平认为此病是因"阳气不得开阖,寒气从之"而形成。督脉为人身阳气之海,督一身之阳;腰为肾之府,所以肾、督两虚,寒湿之邪最易入侵,寒湿入侵肾、督,阳不得开阖,寒气从之,乃生大偻。可见肾督阳虚是本病的内因,寒湿入侵是其外因,内外合邪,阳气不化,关节不利,以致大偻之疾。

二、辨证论治思路

谈平认为强直性脊柱炎根据其临床症状和相关检查可总结为肾虚,督寒,络痹。治疗上应补肾填精,生髓壮骨,温通阳气强督,祛瘀通络软坚。具体辨证论治如下。

(一)肾虚督弱证

主症:腰背强直,不能转摇,腰膝酸软,或头晕耳鸣,尿频,偶有便秘,舌质偏淡,舌根少苔,脉沉。

治法:补肾强督。

处方:左归丸加减。

组成：熟地黄20 g，山药20 g，山茱萸20 g，菟丝子20 g，枸杞子20 g，鹿角胶15 g(烊化)，怀牛膝20 g，烫狗脊20 g，补骨脂10 g，川续断30 g，杜仲20 g。寒湿重，伸屈不利，关节疼痛，用附子15～30 g。

方解：强直性脊柱炎大致相当于中医《黄帝内经》中所谓"大偻"。肾主骨，强直性脊柱炎的症状是后背发僵，又以侵犯督脉为主，所以补肾强督为本病的重要治法。左归丸补益肾精，填髓壮督。谈平治疗强直性脊柱炎常用中药有狗脊、补骨脂、川断、炒杜仲。狗脊为强腰膝之要药，具补肝肾，祛风湿之功；补骨脂味辛苦，性大温，能补命门火，故有补肾壮骨之效；川断味苦，性微温，是补肝肾，强筋骨，续伤折，治腰痛的要药；杜仲味甘，性温，入肝、肾，常用于补肾治腰痛。若寒湿重，伸屈不利，关节疼痛，则用附子驱寒止痛，又能起疏阴破寒之用，其温经散寒，通络除痹作用甚为可观，只要严格控制剂量与煎服方法，并无不妥，谈平认为炮附子用至15～30 g，其通痹之力甚佳。总之这些药都是温阳补肾之品，只有肾精充足，肾阳不虚，骨质才能强壮。如果仅祛风湿而不补肾，是只治标不治本。谈平认为后背是督脉所过之处，督脉太弱则病邪容易侵犯，故强壮督脉也是治疗强直性脊柱炎的重要思路，常用金狗脊、龟甲等。

(二) 瘀血阻络证

主症：腰背强直，不能转摇，痛若针刺，夜晚为甚，舌暗红，苔白，脉沉涩。

治法：通络祛瘀。

处方：桃红四物汤加减。

组成：桃仁10 g，红花10 g，当归尾15 g，川芎20 g，生地黄15 g，赤芍15 g，醋乳香10 g，醋没药10 g，全蝎10 g，蜈蚣1条，桂枝10 g，炙甘草10 g。

方解：中医素有久病必瘀，不通则痛之说，故以桃红四物汤活血化瘀。谈平认为关节疼痛日久，便有瘀血阻滞之虞，故临床上配合选用牛膝、鸡血藤、伸筋草、乳香、没药等活血化瘀通络之品。"久病入络""久痛必入络"，对于久病入络，痰瘀互结，深入筋骨者，必以虫类药搜剔络中之邪。若患者瘀血与痰湿互结，渐致关节变形，谈平善用虫类药搜风通络。虫类药应用最早始于仲景之大黄䗪虫丸、鳖甲煎丸。临床证明，虫类药多偏咸辛，辛能入络，咸能软坚，因而有攻坚破积，活血祛瘀，息风定惊，通阳散结之功能。此外虫类药擅长搜剔风寒湿邪，驱寒蠲痹，对于痹阻凝滞不除，迁延日久，深入骨脊之强直性脊柱炎，坚持长期治疗，可获良效。谈平喜用全蝎、蜈蚣、乌梢蛇等搜风通络之品，认为使用时应辨证明确,选药精当,注意配伍、剂量、疗程,掌握"邪去而不伤正,效捷而不猛悍"的原则,以免产生不必要的副作用。虫类药含有较多的动物异体蛋白,少数过敏体质者,有时服后有过敏现象,应立即停服。

(三) 阳气郁闭证

主症:腰背强直,不能转摇,时有恶寒,项背僵急,遇寒加重,二便可,舌淡红,苔薄白,脉浮紧或弦。

治法:通阳畅气。

处方:葛根汤加减。

组成:葛根 30 g,麻黄 10 g,桂枝 10 g,炒白芍 15 g,川芎 15 g,鸡血藤 30 g,生姜 10 g,大枣 10 g,炙甘草 10 g。

方解:强直性脊柱炎属慢性病,难以速愈,患者大多有忧愁、焦虑、悲哀、恐惧等情志内伤的因素,久则气机阻滞成郁。痹证和郁证往往相伴而生,郁的范围广泛,外邪、情志等多种因素均可致郁,患者的郁多为虚实夹杂之证。除了心理疏导之外,还要调节脏腑功能,正如《杂病源流犀烛·诸变源流》说:"诸郁,脏气病也,其原本于思虑过深,更兼脏气弱,故六郁之病生焉。"所以一定要调理五脏之郁,尤以心、肝、脾三脏更为重要,使肝气调达,脾气健运,心有所养。经调理后气畅郁疏,诸症也会有所改善。谈平善于联合通阳畅气之法而取效,常用葛根汤化裁。桂枝、甘草辛甘发散为阳,有通阳畅气之功,阳气畅达则一切阴霾尽消;葛根有解肌通经之能,既可解肌退热,亦能助桂、甘疏通阳气;麻黄取其发阳之性,宣通腠理;白芍有柔肝养血之效,大偻多用补肾壮阳、强健督脉之品,多有燥热之弊,白芍可佐制其燥,而姜、枣有健脾生津之功。谈平认为葛根用 30 g 及以上方能解肌通经,量小则效能差矣。

三、中西医结合治疗经验

强直性脊柱炎的治疗除了改善临床症状,防止关节破坏尤其重要。西医常用非甾体抗炎药、免疫抑制剂、生物抑制剂治疗,长期使用药物副作用突出。中医治疗要找准切入点,中西医结合,不可盲目叠加治疗。谈平在运用中医药治疗过程中有三个大方向:第一,早期阶段,病情较轻,尚未破坏关节、未累及内脏,运用纯中药治疗以缓解病情,延缓疾病进展,避免西药带来的不良反应。第二,在中晚期阶段,病情进展较快,关节炎症及关节破坏明显,或累及内脏,或见眼病,则在应用生物抑制剂或免疫抑制剂等西药治疗的基础上联合中药治疗,增效减毒。第三,积极运用针灸等外治法治疗关节症状,减少使用非甾体抗炎药,降低胃肠道等的副作用。

四、临证心得与体会

（一）重视调治关节外病变

强直性脊柱炎患者以骨骼病变为主,骨骼外表现亦不少见。谈平认为中医治疗讲究整体观,诊治过程应当重视预治眼病、心血管疾病、肺疾病等关节外表现。急性前葡萄膜炎或虹膜睫状体炎是强直性脊柱炎常见的眼病,多表现为眼痛、眼红、畏光、流泪等。谈平认为此种眼病多为虚火上炎,常用菊花、绿豆衣、蝉衣、石决明等,不可过度苦寒。心血管疾病可表现为升主动脉、主动脉瓣关闭不全等病变,临床可有乏力、胸痛、头晕等症状。谈平常用益气活血之法,以黄芪桂枝五物汤化裁,然而血管病临床表现复杂多变,应当时时"观其脉证,知犯何逆,随证治之"。强直性脊柱炎后期,部分患者表现为慢性进行性肺纤维化,多见咳嗽、呼吸困难、乏力等。谈平认为肾主水,肺主金,肺、肾乃金水相生关系,肺为水之上源,肾为水之下源,故而肺纤维化可用补肾滋肺法,如百合固金汤化裁。

（二）重视外治的运用

谈平认为中医外治法是中医辨证论治的延伸,也是中医整体观念的优势体现。外治法秉承"简、便、效、廉"的特点,与内治法结合相得益彰。故谈平积极开展督灸、穴位贴敷、腕踝针、耳穴压豆、电针、针刺、推拿等疗法。

五、验案举隅

谭某,女,51岁,2022年9月17日初诊。

主诉： 反复腰背痛7年余。

患者既往确诊强直性脊柱炎,长期使用依托考昔、注射用重组人Ⅱ型肿瘤坏死因子受体抗体融合蛋白等药物,腰背痛症状反复未愈。刻下：腰背部疼痛、僵硬,晨起尤为明显,畏寒,久站困难,手指、颈背部酸痛,时常头昏眼花,尿频,大便尚可,舌质暗红,苔薄白,脉细。

西医诊断： 强直性脊柱炎。

中医诊断： 大偻。肝肾不足,寒湿痹阻证。

治法： 补益肝肾,祛寒除湿,通督活络。

处方：酒女贞子 20 g,全蝎 5 g,盐杜仲 20 g,盐补骨脂 20 g,当归 10 g,醋龟甲 20 g,烫狗脊 20 g,续断片 20 g,桂枝 15 g,白芍 15 g,甘草 10 g,麸炒白术 5 g,葛根 30 g,15 剂。

2022 年 10 月 13 日二诊：患者诉上症减轻,仍畏寒,舌质,苔薄白,脉沉细。效不更方,守方治疗 1 个月余。

2022 年 11 月 24 日三诊：腰背痛已缓解,下肢麻木,不能久立,臀部酸楚,舌质暗红,苔薄白,脉沉。拟前方去杜仲,全蝎加至 10 g,当归加至 15 g,增赤芍 15 g,川芎 20 g,肉苁蓉 15 g,炒僵蚕 10 g,菟丝子 15 g,熟地黄 15 g,继服 10 剂。

2022 年 12 月 14 日四诊：诸证缓解,守方继服 1 周。1 个月后随访,病情稳定。后患者未规律随诊。

按语：患者年过五旬,腰背疼痛僵硬,关节酸楚不利,脉或细或沉,乃肝肾不足之象。肝主筋,肾主骨,肝肾不足,气血衰弱,寒湿之邪痹阻肢节经络,不通则痛,故见诸证。治以补益肝肾,祛寒除湿,通督活络之法。女贞子、盐杜仲、盐补骨脂、醋龟甲为滋补肝肾要药,配合狗脊、续断、葛根祛寒湿,通督脉,全蝎、当归活血通络,桂枝、甘草辛甘发散为阳,白芍、甘草酸甘化阴,白芍合当归补肝养血,制诸药之燥。三诊患者下肢麻木、酸楚、不能久立、舌暗,乃久病瘀滞,肾精不足之证,故加重活血通络,补肾填精之品。四诊诸证皆平。全方辨证准确,用药独到,随证加减,疗效显著。

参考文献

[1] 中华医学会.临床诊疗指南风湿病分册[M].北京：人民卫生出版社,2020.
[2] 田代华.黄帝内经素问[M].北京：人民卫生出版社,2007.
[3] 钱超尘.伤寒论[M].北京：人民卫生出版社,2007.
[4] 张锡纯.医学衷中参西录[M].太原：山西科学技术出版社,2010.

（张洞于,关玉龙）

第四章
相关杂病临床治验及典型医案

第一节 尿 频

尿频的临床表现为排尿次数异常增多(成人一昼夜正常排尿总量为800～2 000 mL,排尿频率以日间4～6次,夜间0～2次为宜)。尿频常见于小儿神经性尿频、女性尿道综合征、膀胱过度活动症等多种疾病。尿频致病原因较多,包括炎症、精神因素、异物、病后体虚等。西医治疗,需准确找出原发病,但部分患者仅通过常规检查无法确定原发病症,且西药在临床治疗中存在不良反应,治疗效果不佳,有时迁延难愈,治疗棘手,严重影响患者的生活质量,给患者身心带来极大困扰[1]。

尿频属于中医学"遗溺""淋证""消渴"等病范畴。淋之名称,始见于《黄帝内经》,《素问·六元正纪大论》称为"淋闷",并有"甚则淋""其病淋"等记载。《金匮要略·消渴小便不利淋病脉证并治》有云:"淋之为病,小便如粟状,小腹弦急,痛引脐中。"总结其病位"热在下焦"。《诸病源候论·淋病诸候》有云:"宿病淋,今得热而发者。"认识到淋证迁延难愈。《集验方》中提出"五淋"概念,曰"五淋者,石淋、气淋、膏淋、劳淋、热淋也",此五淋之名也被后世沿用至今。《金匮要略·消渴小便不利淋病脉证并治》中有云:"男子消渴,小便反多,以饮一斗,小便一斗。"此外,《素问·宣明五气》有云:"膀胱不利为癃,不约为遗溺。"历代医家普遍认为本病病位以脾、肾为主,虚实夹杂,且与心、肺、肝等脏腑有关。

一、病因病机

谈平认为感受外邪、情志不和为本病病因。本病病位在肾与膀胱,且与肝、脾有关。嗜食辛热肥甘之品,或嗜酒过度,酿成湿热,下注膀胱,或下阴不洁,湿热秽浊毒邪侵入膀胱,酿成湿热,湿热蕴结下焦,膀胱气化不利;恼怒伤肝,肝失疏泄,致肝气郁结,膀胱气化不利;病情迁延日久,湿热耗伤正气,或劳累过度,房事不节,或年老、久病、体弱,皆可致脾肾亏虚。湿热下注膀胱,气化失常;肾阴亏虚,摄纳失司,阴虚内热,影响膀胱气化;脾肾气虚不固,肾失封藏,膀胱失约;肝气郁结,气机不畅,累及膀胱,膀胱失约而发生尿频。湿热和肝郁为病之始,肾虚为病之本。《素问·逆调论》:"肾者水脏,主津液。"《素问·灵兰秘典论》:"膀胱者,州都之官,津液藏焉,气化则能出矣。"《诸病源候论·淋病诸候》:"诸淋者,由肾虚而膀胱热故也……肾虚则小便数,膀胱热则水下涩,数而且涩,则淋沥不宣,故谓之淋。"《景岳全书·淋浊》:"淋之初病,则无不由乎热剧,无容辨矣。但有久服寒凉而不愈者,又有淋久不止及痛涩皆去,而膏淋不已,淋如白浊者,此惟中气下陷及命门不固之证也。"谈平认为多数患者辗转求诊,病情迁延,就诊时多为本虚而标实,虚者为肾虚、膀胱失摄及脾失健运,水津不布;实者主要为湿热、肝郁气滞。

二、辨证论治思路

对于尿频,西医目前主要是对症治疗,如由于尿路感染引起者予以抗生素治疗,由于糖尿病引起者予以控制血糖治疗等,但仍有不少常规检查未见异常,则往往治疗效果不佳。《景岳全书·淋浊》:"治淋之法,大都与治浊相同。凡热者宜清,涩者宜利,下陷者宜升提,虚者宜补,阳气不固者宜温补命门。"谈平认为辨治本病要注重整体观念,运用异病同治、同病异治、急则治其标、缓则治其本等法则。尿频主要是由于湿热下注、肝郁气滞、脾肾不固以及肾阴亏虚引起,在治疗上亦多选用清热利湿、疏肝解郁、健脾补肾固摄之法。急性发作时多清热解毒,利湿通淋为主,慢性期多健脾补肾为主;病情迁延,久病多瘀,血不利则为水,湿瘀互结,可酌加活血化瘀通络之品,除湿热瘀血而通利水道。具体辨证论治经验如下。

(一) 湿热下注证

主症: 小便频数,尿急、尿痛,尿道灼热感,小便短赤,口苦,渴不欲饮,小腹胀满,大便秘结,舌红,苔黄腻,脉滑数。

治法：清热利湿通淋。

处方：二妙散加味。

组成：黄柏 15 g,苍术 15 g,知母 15 g,败酱草 30 g,车前子 15 g,蒲公英 30 g,白茅根 30 g。大便秘结、腹胀,加生大黄 5~10 g;小腹胀满,加乌药 10 g,川楝子 10 g,行气止痛;尿血,加大、小蓟各 15 g,茜草 15 g,仙鹤草 15 g,凉血止血;兼见结石,加石韦 20 g,金钱草 30 g,海金沙 15 g,鸡内金 15 g,通淋排石。

方解：二妙散为治疗湿热下注之基础方。方中黄柏为君,取其苦以燥湿,寒以清热,其性沉降,长于清下焦湿热;臣以苍术辛散苦燥,长于健脾燥湿;二药相伍,清热燥湿,标本兼顾。加败酱草、车前子、蒲公英、白茅根清热解毒,利尿通淋,知母清热泻火滋阴。

(二) 肝郁气滞证

主症：尿频、尿急,小便不畅,淋漓不尽,情绪焦虑,烦躁易怒,小腹胀满不适,舌微红,苔薄白或薄黄,脉弦或数。

治法：疏肝解郁。

处方：丹栀逍遥散加减。

组成：丹皮 15 g,栀子 10 g,柴胡 15 g,白芍 15 g,当归 10 g,茯苓 20 g,白术 15 g,甘草 5 g,芡实 30 g。兼湿热者,加萹蓄 15 g,萆薢 15 g,车前子 15 g;兼尿中有红细胞者,加白茅根 30 g,仙鹤草 15 g;兼腰部酸痛者,加杜仲 15 g,牛膝 20 g。

方解：方中柴胡长于疏肝理气,舒展少阳三焦气机;栀子清肝经气分之热,牡丹皮清肝经血分之热;当归养血活血,补肝之体,行血之滞;白术健脾,补脾之虚,防肝之侮;茯苓渗湿,导湿下行;芍药、甘草柔肝缓急。

(三) 脾肾不固证

主症：小便频数,滴沥不尽,神疲乏力,腰膝酸软,眼睑浮肿,纳差,畏寒,舌淡,脉沉、细弱。

治法：温阳化气,补肾固摄。

处方：五苓散合缩泉丸加减。

组成：桂枝 15 g,泽泻 10 g,白术 15 g,茯苓 15 g,猪苓 15 g,山药 15 g,乌药 15 g,益智仁 15 g,桑螵蛸 15 g。腰酸,夜尿频,加杜仲 15 g,菟丝子 20 g,金

樱子 15 g,芡实 30 g;肾阳虚衰显著,加制附子 10 g,肉苁蓉 15 g;兼肝郁,加柴胡、郁金各 10 g;兼血瘀,加桃仁、红花、王不留行各 10 g。

方解： 五苓散出自《伤寒论》,由猪苓、茯苓、泽泻、桂枝、白术 5 味组成,为治疗太阳蓄水证的名方。方中茯苓、猪苓淡渗利湿,泽泻甘寒入肾,利水渗湿,白术健脾祛湿,桂枝通阳化气,兼可解表。诸药合用,有温阳化气,利水渗湿之效,可助三焦与膀胱气化,使停积于下焦的水邪从小便而去。缩泉丸为治疗小便频数、遗尿之经典名方,原名固真丹,出自《魏氏家藏方》,由益智仁、天台乌药、山药组成。益智仁暖肾缩尿为君药,乌药行气温肾散寒为臣药,山药健脾补肾为佐药,全方共奏温肾祛寒,缩尿止遗之功。《医方考·小便不禁门》有："脬气者,太阳膀胱之气也。膀胱之气,贵于冲和,邪气热之则便涩,邪气实之则不出。正气寒之则遗尿,正气虚之则不禁。是方也,乌药辛温而质重,重者坠下,故能疗肾间之冷气。益智仁辛热而色白,白者入气,故能壮下焦之脬气。脬气复其元,则禁固复其常矣。"

(四) 肾阴亏虚证

主症： 尿频,或头晕耳鸣,口燥咽干,虚烦不寐,神疲乏力,腰膝酸软,五心烦热,盗汗,大便秘结,舌红,少苔,脉细数。

治法： 滋阴补肾。

处方： 六味地黄丸加减。

组成： 熟地黄 15 g,山药 20 g,山茱萸 15 g,丹皮 10 g,泽泻 10 g,茯苓 15 g,桑螵蛸 15 g。阴虚火旺,加知母 15 g,黄柏 15 g;气阴两虚,加黄芪 15 g,党参 15 g,五味子 10 g;尿中见红细胞,加大、小蓟各 15 g,女贞子 15 g,墨旱莲 15 g。

方解： 方中重用熟地黄滋阴补肾,填精益髓,为君药。山茱萸补养肝肾,并能涩精;山药补益脾阴,亦能固精,共为臣药。三药相配,滋养肝脾肾,称为"三补"。配伍泽泻利湿泄浊,并防熟地黄之滋腻恋邪;牡丹皮清泄相火,并制山茱萸之温涩;茯苓淡渗脾湿,并助山药之健运。三药为"三泻",渗湿浊,清虚热,平其偏胜以治标,均为佐药。

三、中西医结合治疗经验

谈平治疗尿频,注重原发病的治疗,如由前列腺增生导致,常加用活血化瘀,消癥作用的王不留行、三棱、莪术、桃仁、赤芍等,或合用桂枝茯苓丸。泌尿道感染急性发作,常合并出现尿急、尿痛、血尿、发热等症,应用抗生素治疗,疗效较佳,且疗程短。对部分疗效欠佳、症状反复者,配合中药治疗。泌尿道感染炎症刺激引起的尿频,在辨证基础上加用清热解毒之品,如用蒲公英、知母、鱼腥草、白头翁、苦参等,现代药理研究表明,清热解毒药具有抑菌作用[2]。此外,研究表明益智仁可减少尿量、调节排尿,有改善认知、抗菌、抗肿瘤、抗氧化应激等作用,乌药提取物可改善膀胱排尿,能抗肿瘤、抗炎、镇痛,山药有保护肾脏、抗炎及免疫调节等作用。

四、临证心得与体会

(一) 固摄肾气,通补兼施

谈平认为尿频的治疗,应从肝、脾、肾三脏入手,肾虚为本,湿热、肝郁气滞为标,重在固摄肾气,佐以清利之品,方能达到补肾缩尿,标本兼治的目的。常用桑螵蛸、益智仁、乌药、菟丝子等固摄肾气,女贞子、墨旱莲、熟地黄、五味子等滋养肾阴,败酱草、车前子、蒲公英等清热解毒,利尿通淋。强调辨别虚实,初得病时多为邪实之证;久病迁延不愈,每致脾肾两虚,由实转虚;如邪气未尽,正气渐伤,或虚体受邪,则表现为虚实夹杂。临床治疗常虚实兼顾,通补兼施。

(二) 重视调和气血

肝主疏泄,肾主封藏。《格致余论·阳有余阴不足论》云:"主闭藏者,肾也;司疏泄者,肝也。"《灵枢·经脉》曰:"是主肝所生病者……遗溺,闭癃。"肝喜条达、恶抑郁,情志不畅,肝失疏泄,导致肝气郁结,气机不畅,可致三焦水道不利,影响肾的气化过程,致小便不利、尿频。"气为血之帅",尿频日久,正气耗伤,气虚则血行无力,瘀血内阻;湿热之邪可加重血瘀,阻滞气机,使肾之开阖失司加重,使本病久治难愈。故谈平临证常酌加调和气血之品,如用柴胡、香附、乌药等理气;川芎、桃仁、赤芍、王不留行、三棱、莪术,或合用桂枝茯苓丸等活血化瘀。

(三) 善用药对

谈平治疗尿频常用药对有益智仁与乌药、金樱子与芡实、女贞子与墨旱莲。益智仁与乌药相伍,用于治疗肾阳虚亏不固,小便清长频数,甚则失禁,有温肾助阳,补肾固摄,温脾缩溺的功效。金樱子、芡实配伍即为水陆二仙丹,芡实生长在水中,而金樱子则长于山上,一在水而一在陆。芡实甘涩,能固肾涩精;金樱子酸涩,能固精缩尿。两药配伍,能使肾气得补,精关自固,从而遗精、遗尿蠲除。对于兼有肾阴亏虚所致的尿血,加用女贞子、墨旱莲,亦即为名方二至丸。女贞子甘苦而凉,善滋补肝肾之阴;墨旱莲甘酸而寒,补养肝肾之阴,又凉血止血。二药性皆平和,补养肝肾,而不滋腻,共成滋补肝肾,益阴止血之功。

五、验案举隅

林某,女,54岁,2023年7月6日初诊。

主诉: 小便次数多3年余。

患者自觉白天小便增多,尿黄,尿急,无尿痛,下肢水肿,腰痛,眠纳可,大便正常,口苦口干,舌红,苔薄白,脉细。

西医诊断: 尿频、多尿、腰痛。

中医诊断: 淋证、腰痛。肝肾亏虚证。

治法: 补益肝肾,固脬缩尿,滋阴清热。

处方: 北柴胡10 g,甘草片5 g,熟地黄10 g,山药15 g,酒萸肉10 g,泽泻10 g,茯苓15 g,牡丹皮10 g,肉桂10 g,五味子15 g,桑椹15 g,乌药15 g,盐益智仁15 g,栀子10 g,5剂。

2023年7月27日二诊:小便次数多,尿急较前缓解,无下肢水肿,无腰痛,舌红,苔薄白,脉细。效不更方,北柴胡、栀子均减量至5 g,加乌药、益智仁至20 g,7剂。

2023年8月3日三诊:小便量多,次数减少,尿急缓解,舌暗红,少苔,脉细。守二诊处方加金樱子肉20 g,15剂。

按语: 本例患者以尿频、腰痛为主要见症,尿黄,无尿痛,下肢水肿,口苦口干,舌红,苔薄白。小便次数多,腰痛,下肢水肿,苔薄白,考虑为肝肾亏虚;尿黄,尿急,口苦口干,舌红,显然有热象。《诸病源候论·淋病诸候》:"诸淋者,由肾虚而膀胱热故也。"肾司二便,肾虚膀胱热,气化失司,故尿频尿急。治疗当以补益肝肾,固脬缩尿,滋阴清热为法,给予六味地黄丸合缩泉丸加味。一补肾一缩尿,标本兼治。谈平认为补肾虽能治本,但一般时间较长,单用补肾之品往往疗效并不理想,还需固脬缩尿,是为治标,见效快。谈平治疗尿频经常加用缩泉丸、桑螵蛸等固脬缩尿,收到良好疗效。二诊患者尿急较前缓解,热象渐退,减轻清热药剂量,乌药、益智仁加量增强补肾固摄。三诊患者小便次数减少,尿急缓解,再加金樱子固精缩尿。

六味地黄丸出自宋代钱乙的《小儿药证直诀》,为补肝肾基础方,方中药物六味:熟地黄、山药、山茱萸、泽泻、牡丹皮、茯苓。六味合用,三补三泻,其中补药用量重于泻药,是以补为主;肝、脾、肾三阴并补,以补肾阴为主。该方构思巧妙,得到后世广泛应用,并由此衍生出了许多经典的化裁方,如治阴虚火旺的知柏地黄丸、治肾虚气喘的都气丸、治肺肾阴虚的麦味地黄丸等。肾阴亏虚的尿频可选用六味地黄丸为基础方加减治疗。缩泉丸为治疗小便频数、遗尿之经典名方,原名固真丹,由益智仁、天台乌药、山药组成。益智仁暖肾缩尿为君药,乌药行气温肾散寒为臣药,山药补肾固精为佐药,三药合用,共奏补肾缩尿之功。缩泉丸从宋代沿用至今,在治疗遗尿、尿频等方面疗效明确,后世医家在缩泉丸的基础上或加减应用,或改良剂型,不局限于将缩泉丸作为治疗泌尿系疾病的专方。研究表明,本方可增加醛固酮的合成及分泌,调节TRPV1、肌球蛋白 Va、SLC17A9 的表达,调控细胞自噬[3]。

参考文献

[1] 孙健洁,段娇娇,高悦,等.中医药治疗尿频研究进展[J].陕西中医药大学学报,2023,46(2):128-133.

[2] 章德林,汤丹丰,郑琴,等.具有抗感染作用的中药分类研究[J].中草药,2015,46(24):3771-3778.

[3] 袁帅,梁艳,衡琪琪,等.缩泉丸作用机制研究及现代临床应用进展[J].山西中医,2023,39(5):58-60.

(段小军,吴东明)

第二节 腰 痛

腰痛又称腰脊痛,是以腰脊或脊旁部位疼痛为主症的疾病。腰痛既是一个独立的病症,又可以是多种疾病的兼症,一年四季都可发生,发病率较高。据统计,多达 2/3 的人在一生中发生过腰痛,仅次于普通感冒,是造成患者求医的第 2 位原因[1,2]。西医学中的腰肌纤维炎、强直性脊柱炎、多发性硬化症、腰椎骨质增生、腰椎间盘病变、腰肌劳损等腰部病变均属于本病范畴。

最早将"腰痛"作为病名并专门予以阐述的是《黄帝内经》。《素问·六元正纪大论》又称本病为"腰椎痛",但最常用的病名还是"腰痛",一直沿用至今。

《灵枢·刺节真邪》曰:"腰脊者,身之大关节也。"人之俯仰转摇,莫不关腰,起居行走,强力负隅,莫不藉此,是以区区之身,赖骨支撑,其主在肾,肾府在腰。《灵枢·经水》曰:"故天为阳,地为阴,腰以上为天,腰以下为地。"明确说明了腰部的关键位置所在,腰以上亲天气而为阳,腰以下临地气而为阴,腰为气机升降之枢纽。邪之所凑,其气必虚,经络受邪,亦是经络先虚损,邪气方能客入,经络受邪,气机升降受阻,腰部为上下之中分,为阴阳交争之地,正邪抗争之所,故易虚损,为邪气所客,阻滞经脉,乃病腰痛。《灵枢·百病始生》"虚邪之中人,传舍四肢则肢节通,腰脊乃强"与《素问·热论》"伤寒一日,巨阳受之,故头项痛,腰脊强"等从外邪的角度,阐述了腰痛的病因。《金匮要略》建立了后世脏腑气血辨证的雏形,同样开创了对腰痛进行内服方药辨证论治的先河。《金匮要略·血痹虚劳病脉证并治》:"虚劳腰痛,少腹拘急,小便不利者,八味肾气丸主之。"指出虚劳肾亏,腰府失养之腰痛用八味肾气丸补肾壮腰。《金匮要略·五脏风寒积聚病脉证并治》:"肾著之病,其人身体重,腰中冷,如坐水中,形如水状,反不渴,小便自利,饮食如故。病属下焦,身劳汗出,衣里冷湿,久久得之。腰以下冷痛,腹重如带五千钱,甘姜苓术汤主之。"指出寒湿痹阻腰肌之腰痛,用甘姜苓术温化寒湿,培土制水。两方立意不同,效果显著,沿用至今。

一、病因病机

谈平认为腰痛发生的原因分为内因、外因和不内外因。内因以肾脏亏虚,腰府失养,不荣则痛或气血阻滞,瘀血留着,痹阻经脉,不通则痛。外因以外邪侵袭,经络阻滞,不通则痛。不内外因以跌仆闪挫引起经脉受阻,气血不畅而致腰痛。《杂病源流犀烛·腰脐病源流》言:"腰痛,精气虚而即客病也。"《素问·六元正纪大论》云:"感于寒,则病人关节禁固,腰脽痛,寒湿推于气交而为疾也。"《景岳全书·腰痛》有:"跌仆伤而腰痛者,此伤在筋骨而血脉凝滞也。"

腰痛的基本病机为经脉痹阻,腰府失养[3]。病理性质以虚为多,或本虚标实。凡因寒湿、湿热、瘀血等病理因素痹阻腰部,经脉不利,气血运行不畅者属实;因肾之精气亏虚,腰府经脉失养者属虚。但腰痛以肾虚为主,因肾藏精,腰为肾府,若肾之精气亏虚,腰府失养,最易发生腰痛。腰痛实证延久不愈,邪留伤肾,可由实转虚;虚证腰痛,常因肾虚易感外邪而加重,多见本虚标实错杂之候。寒湿久郁,可以化热。寒湿、湿热邪痹日久,络脉不利,多致气滞血瘀。寒湿、湿热、血瘀均可伤肾,寒湿易伤肾之阳气,湿热每易耗伤肾之阴精。

腰痛需与背痛、肾痹相鉴别,背痛是指由于身体某组织受伤或怀孕、肥胖、不佳的静态姿势等所致的背脊以上部位出现疼痛的症状。肾痹是指腰背强直弯曲、不能屈伸、行动困难而言,多由骨痹日久发展而成。

二、辨证论治思路

谈平治疗本病总的治疗原则:邪实者,当祛邪通络,寒湿宜温化,湿热宜清利,血瘀当活血。正虚者,当补肾益精,或温阳益气,或滋阴养血。本虚标实,虚实夹杂者,应分清主次,兼顾用药。实证经治,邪去大半后,酌予补肾培本,以求巩固。然而亦需分清急性和慢性。急性腰痛多为实证,临床以风、寒、湿阻滞为主要病机,居处潮湿,或劳作汗出当风,衣着单薄,或冒雨着凉,或暑夏贪凉,腰府失护,风、寒、湿邪乘虚侵入,痹阻经脉,导致气血运行不畅,脉络不通则痛。寒为阴邪,其性收引,郁遏卫阳,凝滞营阴,以致腰府气血不通;湿邪侵袭,其性黏滞,留着筋骨肌肉,闭阻气血,阳气不运,以致肌肉筋脉拘急而痛。慢性腰痛是指腰部疼痛时间持续或间歇性超过 3 个月[4]。西医学认为慢性腰痛主要是由于长期生活姿势不良、体力劳动打破了骨骼肌损伤后的损伤-代偿-修复-平衡机制,造成组织修复的时间与能力下降,使得腰肌长期处于慢性劳损状态[5]。而腰肌慢性劳损主要表现为腰背肌炎性因子的持续性释放引起的神经传导疼痛,这将进一步引起腰背肌肉组织紧张、粘连、萎缩,限制脊柱椎旁肌腱及韧带协助人体屈曲活动的正常功能,二者互为因果,这才是腰痛不易治愈、反复发作的根本原因[5]。谈平认为慢性腰痛多为虚证,多发于老年患者,临床以肝肾不足为主要病机,肝主筋,腰为肾之府,赖肾之精气以濡养,肝肾不足,精气亏虚;偏于肾阴虚则腰府不得濡养,偏于肾阳虚则腰府不得温煦;腰府筋脉失养,不荣则通,表现为腰痛。具体辨治经验如下。

(一)外邪侵袭,经络痹阻证

主症:腰部疼痛,转侧不利,病程不长,静卧病痛不减,活动后或可减轻,舌质淡,苔腻。偏寒者,冷痛重着,寒冷或阴雨天加重,脉迟缓,常出现背部凉感症状。偏热者,暑湿阴雨天气加重,身体困重,重着而热,小便短赤,舌红苔黄,多伴排尿不适、灼热感。

治法:温散外邪,通络止痛。

处方:桂枝加葛根汤加减。

组成：桂枝 25 g，白芍 25 g，生姜 15 g，甘草 10 g，大枣 5 枚，葛根 20 g。偏湿热者，加白茅根、车前子、金钱草或导赤散清热利湿。

方解：桂枝加葛根汤出自《伤寒论》"太阳病，项背强几几，无汗恶风者，桂枝加葛根汤主之"。桂枝汤解肌祛风，调和营卫，加葛根舒骨活络，宣通经络之气。盖葛根入土最深，其藤延蔓似络，能同桂枝直入肌络之内，而外达于肤表也。白芍功能养血柔肝，缓急止痛，与甘草、大枣合用亦能酸甘化阴，滋养营阴。

（二）肝肾亏虚，腰府失养证

主症：腰部隐隐作痛，酸软无力，缠绵不愈，脉细。偏于阴虚，见心烦少寐，口燥咽干，面色潮红，手足心热，舌红少苔，脉弦数。偏于阳虚，见局部发凉，喜温喜按，遇劳更甚，卧则减，面色白，肢冷畏寒，舌质淡，苔薄白，脉沉无力。

治法：补益肝肾，强筋壮骨。

处方：自拟方加减。

组成：杜仲 20 g，补骨脂 20 g，当归 10 g，醋龟甲 20 g，烫狗脊 20 g，续断 20 g，小茴香 10 g。偏于阴虚者，加女贞子、墨旱莲滋阴清热；偏于阳虚者，加巴戟天、淫羊藿温肾助阳。

方解：方中杜仲能补肝肾，强筋骨，安胎；补骨脂温补肾阳，纳气止泻；狗脊补肝肾，强筋骨，祛风湿；续断补肝肾，强筋骨，续折断，通血脉。配当归、龟甲滋阴养血填精，既可补骨生髓，又可与杜仲、续断、狗脊阴阳互滋。全方共奏填精生髓壮筋骨，温肾助阳强腰肌之效。谈平认为狗脊、川断、续断、补骨脂、杜仲等温补肾阳中药具有强筋壮骨之效，对骨质疏松表现为慢性腰腿疼痛患者有良效。

三、中西医结合治疗经验

谈平在缓解疼痛方面，多选用乳香、没药和姜黄配伍。乳香味辛、苦，性温，归心、肝、脾经，具有辛散温通，活血定痛，消肿生肌的功效。药理学研究表明，其具有显著的抗炎、杀菌作用。没药味辛、苦，性平，归心、肝、脾经，具有散瘀定痛，消肿生肌的功效。姜黄味苦、辛，性温，归脾、肝经，具有破血行气，通经止痛的功效。药理学研究表明，姜黄中的姜黄素具有抗炎、镇痛作用。

四、临证心得与体会

谈平治疗慢性腰痛常加用虫类药，疼痛明显加蜈蚣，麻木明显加全蝎，二者多单独使用。肾虚明显加巴戟天、淫羊藿、黄精、牛膝、金樱子、益智仁、肉苁蓉等药；阳虚明显合用桂附地黄丸补肾壮阳；阴虚明显合用龟甲、女贞子、黄精、枸杞子滋阴填精。气滞者合用四逆散或加小茴香行气止痛，伴情志不畅合用逍遥散。血瘀表现明显者加三棱、莪术、威灵仙或合用血府逐瘀汤活血化瘀，瘀水互结合用桂枝茯苓丸。另外，谈平还指出慢性腰痛患者常合并精血不足，需适用养血填精之药，为肾脏、筋骨提供物质基础，常用黄芪、白术、茯苓、薏苡仁、党参、当归、黄精等。对于腰以下冷痛，身体沉重者用肾着汤（甘姜苓术汤）温阳化湿，燥湿健脾，而不用温肾之药，缘此证乃积湿下注于肾，非肾之寒水为病也。临床也有慢性腰痛急性加重而就诊者，谈平认为该类患者为肾虚基础上合并六淫外邪侵袭筋脉，内外二因，相互影响，风、寒、湿诸邪常因肾虚而乘袭，痹阻经脉，发生腰痛。临证可斟酌虚实，急则治标，邪祛而后治本，补肾壮腰，固本培元，亦可标本兼治，补虚散邪。

五、验案举隅

验案1 吴某，女，69岁，2022年9月8日初诊。

主诉：腰痛反复1年余，再发4日。

患者腰痛，2022年8月腰部CT检查无异常，4日前无明显诱因下再发疼痛，无外伤，无尿频、尿急、尿痛，无发热恶寒，无肉眼血尿，睡眠可，饮食可，大便可，易疲劳，口干，无口苦，舌质红，苔薄白，脉细。肺癌术后病史7年，服用靶向药物5年。

西医诊断：腰肌劳损。

中医诊断：腰痛。肝肾不足证。

治法：补益肝肾，强筋健骨。

处方：白芍15 g，牛膝15 g，生地黄10 g，白术15 g，党参20 g，牡丹皮15 g，栀子15 g，茯苓15 g，甘草片10 g，当归15 g，盐杜仲15 g，烫狗脊15 g，续断片15 g，醋龟甲20 g，4剂。并嘱慎起居，避风寒，注意休息。

2022年9月15日二诊：腰痛减轻。原方生地黄加至20 g，加酒黄精15 g，葛根15 g，麸炒枳壳10 g，15剂。

2022年10月27日三诊：仍时有腰痛，新发口腔溃疡、皮疹（考虑靶向药物副作用所致），大便干结，舌质红，苔薄白，脉细。上方加知母15 g，15剂。

2022年11月17日四诊：腰痛症状基本改善，仍反复口腔溃疡并疼痛，结合病史考虑为癌性热毒伤正表现。上方去黄精、生地黄,加太子参 15 g,麸炒芡实 15 g,半枝莲 15 g,15 剂。后电话回访得知,患者腰痛已痊愈,口腔溃疡未发。

按语: 本案患者为老年女性,腰痛病程长,超过 3 个月,反复发作,考虑为慢性腰痛,四诊合参,辨证为肝肾亏虚,筋脉失养,治疗以补益肝肾,强筋健骨为主。方中杜仲、狗脊、续断、龟甲、牛膝补肝肾,强筋骨,壮腰肌,通血脉;党参、白术、茯苓、甘草健脾益气,补后天以养先天;当归、白芍、生地黄滋阴养血;气血充足方能滋养肾精,强腰健骨。结合病史,患者后期出现口腔溃疡,伴大便干结,考虑为癌性热毒的表现,乃因癌症多年,久经放化疗,放化疗之品属热毒之物,损伤阴津,助热生火。故用丹皮、栀子、知母清热凉血活血,热毒伤正,加太子参、芡实、半枝莲益气养阴,清热解毒。谈平临证谨守病机,把握病史,总揽全局,整个治疗方案看似平淡无奇,实则辨证施治准确,执简驭繁,标本兼治,突出重点,故收效显著。

验案 2 詹某,男,44 岁,2022 年 9 月 5 日初诊。

主诉: 反复腰痛 1 个月余。

患者反复腰疼不适 1 个月,伴畏寒,神疲乏力,二便正常,无外伤,无尿频、尿急、尿痛,无发热恶寒,无肉眼血尿,睡眠可,饮食可,舌质淡红,苔薄白,脉弦。既往有肺结节病史。

西医诊断: 腰痛。

中医诊断: 腰痛。风寒外袭,筋输不利证。

治法: 宣通经络,补中益气。

处方: 桂枝加葛根汤化裁。桂枝 10 g,白芍 15 g,葛根 15 g,党参 20 g,麸炒白术 10 g,茯苓 10 g,升麻 5 g,甘草片 10 g,盐菟丝子 20 g,7 剂,嘱患者每剂加姜 3 片,大枣 3 枚。并嘱慎起居,避风寒,注意休息。

2022 年 9 月 12 日二诊: 腰痛明显减轻。守原方续服 7 剂,巩固善后。电话回访,腰痛已愈,正常工作。

按语: 本案患者中年男性,腰痛病程不长,伴畏寒,多属实证,风、寒、湿邪外袭,太阳经输不利则腰痛。缘患者居处潮湿,或劳作汗出当风,衣着单薄,或冒雨着凉,或暑夏贪凉,腰府失护,风、寒、湿、热六淫之邪乘虚侵入,导致经脉受阻,气血运行不畅而发腰痛。如《素问·六元正纪大论》所云:"感于寒,则病人关节禁固,腰脽痛,寒湿推于气交而为疾也。"谈平予桂枝加葛根汤加减治疗,其中桂枝汤解肌祛风,调和营卫,加葛根舒筋活络以宣通经络之气,菟丝子补阳益阴。患者畏寒,神疲乏力,乃正气不足,失于温煦,予党参、白术、茯苓、升麻补中益气,温煦周身。全方有补有散,巧用解肌祛邪,补中益气法治疗腰痛,辨证准确,疗效显著。

参考文献

[1] Büssing A, Bergh A, Zhai XF, et al. Interpretation of illness in patients with chronic diseases from Shanghai and their associations with life satisfaction, escape from illness, and ability to reflect the implications of illness[J]. Journal of Integrative Medicine, 2014, 12(5): 409-416.

[2] Brown CA, Bostick G, Bellmore L, et al. Hand self-Shiatsu for sleep problems in persons with chronic pain: A pilot study[J]. Journal of Integrative Medicine, 2014, 12(2): 94-101.

[3] 周仲瑛.中医内科学[M].北京:中国中医药出版社,2008:496-500.

[4] 姜秀莲,王奎生.针灸配合传统体育易筋经治疗劳损型腰痛的疗效观察[J].中外医疗,2010(7):128.

[5] 陈少清,林建平,陈乐春,等.腰椎导引术对慢性腰痛患者腰椎功能的影响[J].中华中医药杂志,2014,29(3):956-958.

[6] 陈丽霞.健身瑜伽对中老年女性慢性腰痛的防治研究[J].北京体育大学学报,2006,29(1):85-86.

(董金莉,关玉龙,张洞于)

第三节 虚 劳

虚劳病名最早见于《金匮要略·血痹虚劳病脉证并治》,指出是关于患者临床症状中的虚弱状态,涉及因虚而导致的多种疾病。其从脉象指出:"夫男子平人,脉大为劳,极虚亦为劳。""虚沉弦、虚弱细微、极虚芤迟、芤动微紧、浮弱而涩。"针对虚劳提出8首主方,形成补虚、祛风、祛瘀为主的治疗法则。隋代巢元方《诸病源候论》载虚劳共75个证候,纳入一些慢性病后期于其中,包括骨蒸、传尸等传染性疾病。且其所载虚证不足一半,多数为虚实相杂为主,如:"虚劳之人,阴阳俱损,血气凝涩,不能宣通经络,故积聚于内。"[1]叶天士《临证指南医案》中记载虚劳类医案123则,用药100余种,方剂26首。其在继承《黄帝内经》《难经》和仲景学说的基础上,将虚劳分为虚、损、劳三个层次,以反映虚劳病程发展和脏腑气血阴阳亏损程度。在病变部位上,叶氏将虚劳分为上损、中损和下损,分别指代肺、脾胃和肾的虚损状况,但以中焦脾胃作为虚劳病机核心[2]。古人针对虚劳的阐述说明其贯穿所有疾病发生、发展的全过程,并未单列为某疾病[3,4]。《中医内科学》对于虚劳的定义:亦称虚损,乃由于诸多因素导致脏腑功能亏损、气血阴阳虚衰、久虚不复而成劳,以五脏虚证为主要临床表现的多种慢性虚弱证候的总称。针对"虚劳"病证,认为其是以五脏虚证为主要临床表现的疾病,故"虚证"是虚劳的总概。其治疗从气血阴阳出发,举五脏之虚损,分列各种证治,以补益气血,滋阴温阳为基本治法,针对不同脏腑病位分别治之。气虚:肺气虚给予补肺汤补益肺气,心气虚以七福饮益气养心,脾气虚以加味四君子汤健脾益气,肾气不足以大补元煎补益肾气。《伤寒论》第16条曰:"观其脉证,知犯何逆,随证治之。"[5]明确指出了辨证论治的精髓,从侧面反映出不同人、不同时期、不同地域,疾病的发展是不同的。随异而治,因机证治是临床治疗核心,也是指导虚劳病治疗的一大原则。

一、病因病机

虚劳主要病因为各种原因导致气血津液亏损,久则损伤脏腑,导致气血阴阳亏虚,甚者阴竭阳脱。谈平认为本病或因年事已高,或久病迁延,或大病初愈等导致正气难复,虚损不足,脏腑功能衰弱。五脏皆可虚损,但以肺、脾、肾虚损多见,诸虚劳损,久则及肾,肾亏至极,元气欲脱,生命危矣。虚劳根据病位分上损、中损、下损,但三者各有交叉;虚损之中难免有因虚致实,形成虚实夹杂之证,在虚实夹杂证中又有邪重于虚、虚重于邪、纯虚无邪之分。

二、辨证论治思路

谈平提出病证结合,治疗时需根据患者的素体阴阳偏向,立足于脏腑亏损的既往病史,探究疾病产生的原因,在祛邪之同时考虑是否需要兼顾本虚,待疾病症状缓解之后徐徐图之。即急则治标或标本兼治,缓则图本以收功。在治疗过程中始终注意顾护脾胃,取"得水谷则生"之意。主张先后天兼顾,补益不可滋腻过度,加以芳化、辛散之品以免阻滞气机,阻碍脾胃。根据疾病虚损部位的不同,治疗时有所侧重。上、中、下三损各有其不同的临床表现。

上损主要症状为发热、口干、咳嗽、咳痰、呼吸喘促等。主要病位在肺,后期出现水肿则涉及肾与膀胱,疾病过程中有腹部胀满,同时需要考虑脾胃气机失调;病性分阴阳,阴虚则热,上损病证容易出现热证转化,阳虚则寒,其病证容易并有形寒肢冷、面白体倦。

中损主要症状为神疲憔悴、乏力、食欲欠佳、溏泄无度等。主要病位在脾胃,后期见臌胀、饮证,甚至水肿等。乃因涉及疏泄失司,温煦之力不足,导致水液代谢异常,痰、水、瘀等病理产物出现;病性分阴阳,阴虚多有消瘦、体格羸弱、舌红、脉数而滑等中焦虚热表现,阳虚则多有体胖、困倦、腹胀、口淡或口中甜腻、舌大边有齿痕、脉缓而滑等中焦阳气不足表现。

下损主要症状为腰膝酸软、体倦乏力等。肾阳虚明显者,畏寒肢冷、少气懒言,伴夜尿多;肾阴虚明显者,多腰膝酸软、头晕、耳鸣;肾精不足明显者,伴见早衰、生殖功能低下等表现。且多有其他脏的合病:脾肾不足,运化无力,水湿内蕴,乃有水肿;温煦之力不足,气血生化乏源,表现为贫血之貌;甚至因无力推动气血运行,导致瘀血等病理产物,所谓肾虚夹瘀。具体辨证论治经验如下。

(一) 上损

主症:神疲乏力,易感冒,面色白,反复咳嗽、咳痰,动则气喘,舌淡,苔薄白,久则舌红少苔,脉细弱。可兼见水肿、纳差、口唇发绀、腰膝酸软等症。

治法:补肺益气,止咳化痰;久则补益肺肾,利水消肿。

处方:玉屏风散合甘草干姜汤、二陈汤,久则小青龙汤合防己黄芪汤加减。

组成:黄芪 30 g,防风 10 g,白术 10 g,麻黄根 10 g,甘草 12 g,干姜 10 g,陈皮 10 g,法半夏 10 g,茯苓 15 g,生姜 3 片,大枣 2 枚。气阴两虚,加党参 10 g,女贞子 15 g,墨旱莲 15 g,黄精 30 g,百合 10 g;水肿明显,加大腹皮 15 g,益母草 15 g,桑皮 10 g。

方解:方中黄芪大补元气,利水消肿;白术补中益气,健脾和胃;防风药性平和,质润不燥,乃风中之润剂;三药相合能固卫表,密腠理;甘草和中,同时和诸药;干姜温中焦及上焦,能运脾胃之湿,化肺卫之痰,对于久咳、吐痰沫等阳气不足能温而化之;麻黄根能治诸虚不足,汗脱不止,固表止汗。

(二) 中损

主症:脾胃虚弱,腰膝无力,目眩耳鸣,形体憔悴,溏泄无度,饮食少进,步履艰难,舌质淡,边有齿痕,脉缓软微弱。

治法:健脾益肾,芳化湿浊。

处方:中和理阴汤加减。

组成:党参15 g,怀山药10 g,扁豆10 g,白莲子15 g,粳米30 g,薏苡仁30 g,化橘红10 g,大枣2枚,苏梗10 g,茯苓10 g,荷叶5 g,白术10 g,肉桂5 g。湿邪犯胃而呕,加生姜以和胃降逆,加吴茱萸以助温胃止呕;湿邪化热,则减肉桂,加重茯苓用量,配黄柏10 g。

方解:党参益气,健脾补肺;山药、扁豆、白术健脾而不温燥;莲子、粳米健运脾胃;茯苓、薏苡仁淡渗利湿,健脾止泻;苏梗、荷叶芳化湿浊之余能行气,条达气机,内外兼治;肉桂针对湿浊困阻,耗伤脾肾之阳,少火以生气。

(三) 下损

主症:腰膝酸软,畏寒肢冷,面色苍白无华,早衰,头晕耳鸣,大便泄泻,夜尿清长,阳痿早泄,舌淡或红,脉细或滑,沉取无力。

治法:滋阴补阳,利水消肿。

处方:济生肾气丸加减。

组成:熟附子10 g(先煎)、肉桂10 g,熟地黄15 g,山药15 g,山茱萸15 g,丹皮15 g,泽兰20 g,茯苓30 g,车前子15 g,川牛膝15 g,金蝉花10 g。肾功能不全,加积雪草15 g,酒大黄5 g;阳痿早泄,加锁阳15 g,巴戟天15 g;神气怯弱,少腹坠胀,加黄芪30 g,党参15 g。

方解:宋代医家严用和在《金匮要略》肾气丸的基础上加车前子、牛膝而成济生肾气丸。重用大辛大热之附子,温肾助阳而消阴翳;肉桂辛热纯阳,温肾补火,并助膀胱之气化,与附子同用则温阳补肾之功相得益彰;熟地黄滋补肾阴,山茱萸、山药滋补肝脾,辅助滋补肾中之阴;茯苓益气健脾,崇土制水;牡丹皮清泻肝火;泽泻易泽兰,活血利水;车前子甘寒滑利,性专降泄,通利小便,渗湿泄热;川牛膝性善下走,补肝肾而强筋骨。合而为方,共成温阳益气,补肾利水之功。

三、中西医结合治疗经验

虚劳为各种疾病迁延不愈所致,以脏腑亏损,气血阴阳虚衰,久虚不复成劳为主要病机,且病情错综复杂,肺、脾、肾多脏受累,病因有气血不足、脾胃虚弱、心肾不交、肾精亏损等,且常为一种为主,多种并存。同时疾病演变过程中大多虚实夹杂,很少纯虚无邪。

中医整体观认为身体各器官为统一整体,相互关联,牵一发而动全身,故谈平始终强调将宏观辨证与微观辨证相结合。虚劳分上、中、下三损,是借鉴温病三焦理论和经络理论,结合西医学对于相关脏器解剖、生理、病理等的研究而提出的。

谈平据中医辨证原则,灵活吸收前人药理研究成果,积极筛选针对不同虚劳部位的指向性中药,根据气血阴阳之偏盛偏衰而图之。如上损用麻黄根,现代药理研究证明,麻黄根中有麻黄根素以及麻黄碱,能解痉平喘,同时在高温条件下可加速人体汗液分泌;中损大多因脾肾亏虚,用芳化之物紫苏梗,现代药理研究表明,紫苏梗具有影响结肠平滑肌细胞的作用[6,7],其所含的各种酚酸、甾醇类物质能清除氧自由基,有抗氧化作用,对于胃肠道缺血缺氧损伤有一定治疗作用;下损用金蝉花,朱戎等人研究表明,金蝉花提取物 HEA 可以通过抑制 TGF-β1/CTGF 通道改善肾脏纤维化,通过 NRK-49F 中 TGF-β 诱导的成纤维细胞活化,并通过 NF-κB 和 TGF-β/Smad 细胞信号通路抑制炎症,缓解肾间质纤维化[8]。

四、临证心得与体会

谈平认为疾病的发生、发展必然伴随邪正消长,正气耗损不能恢复,必然导致脏腑功能的低下,乃发虚劳。涉及肺、脾、肾、肝等多脏,治疗上主张从脾、胃、肾入手,尤以脾、肾为重点。夫肾为先天之源,脾为后天之本,脾肾两虚则气血生化不足,水液代谢紊乱,痰瘀等病理产物的出现又进一步加重疾病损害,循环往复,病情迁延。故在诊疗过程中常用黄芪、山药、白术、苏梗、金蝉花、茯苓、莲子、肉苁蓉等以釜底抽薪,避免病理产物的出现。

谈平强调补益之品不可过于滋腻,用药宜平,避免祛邪伤正以及敛邪于内。虚劳的治疗应在把握患者基本体质的前提下,根据气血阴阳的偏盛偏衰做出应对,协调气机升降以补泻兼施。以中土脾胃为要点,调整上损、下损的指向性用药,如金蝉花、积雪草、苏梗等药物。针对下损,用自拟方黄龙红蛭汤,方中黄芪、地龙、红花、水蛭益气活血,标本兼顾。

谈平强调顺应脏腑特性调治虚劳。五脏各有其特性,顺其性则为补。在论治虚劳病时,首先明确脏腑,其次明确气血阴阳的偏盛偏衰,补其不足,调其复旧。如肺气虚者除补益肺气外,要注重调其升降,恢复宣降之功;中气不足者,补中益气基础上恢复其升清降浊功能,如此才能在补其形质的基础上恢复其生理功能。

五、验案举隅

陈某,女,15岁,2022年4月15日初诊。

主诉:体重减轻伴纳差1个月余。

患者近1个月发现体重减轻5 kg。刻下:神疲乏力,纳差,不欲饮食,面色萎黄,大便每日1~2次,小便可,舌淡,苔薄白,脉缓。

西医诊断:消化不良。

中医诊断:虚劳。脾气亏虚证。

治法:补气生血,补益脾肾。

处方:四君子汤加减。盐菟丝子20 g,党参片20 g,当归20 g,麸炒白术15 g,白芍10 g,熟地黄15 g,茯苓15 g,甘草10 g,7剂。

2022年4月25日二诊:乏力减轻,食欲增强,面色稍红润,大便每日1~2次,小便可,舌淡,苔薄白,脉缓。守前方加黄芪30 g,7剂。

2022年5月10日三诊:精神明显好转,未感乏力,纳食正常,二便可,体重增加4 kg,舌淡红,苔薄白,脉缓,续服上方7剂,巩固善后。

按语:本例患者青春期女孩,多因后天脾胃功能虚弱,运化无力,而致气血生化乏源,机体失于充养,故见神疲乏力,身体消瘦;气血不足,无以上荣于面,则见面色萎黄;舌脉俱是其征象。故以四君子汤健脾益气,恢复脾胃运化功能;熟地黄、当归、白芍滋阴养血,补气生血,补血化气,气血充足则面色荣润,形体充盈;菟丝子补肾填精。全方看似简单,实则脾肾双补,气血同调,收效显著。

参考文献

[1] 夏洁楠.中医虚劳理论研究[D].北京:中国中医科学院,2015.

[2] 丁光迪.诸病源候论校注[M].北京:人民卫生出版社,2013.

[3] 张颖,赵家有.《临证指南医案·虚劳》辨治解析与应用[J].中华中医药杂志,2018,33(8):3443-3445.

[4] 叶冠成,张泽涵,杨志然,等.基于虚劳探究叶天士对经方的继承与创新[J].现代中医临床,2022,29(1):34-38.

[5] 周仲瑛.中医内科学[M].北京:中国中医药出版社,2006:448.

[6] 贾佼佼,李艳,苗明三.紫苏的化学、药理及应用[J].中医学报,2016,31(9):1354-1356.
[7] 刘蓉,唐方.紫苏梗影响结肠平滑肌细胞收缩作用的实验研究[J].天津中医药,2009,26(3):184-186.
[8] 王宇凰,郑蓉,朱戎.金蝉花治疗慢性肾脏病的实验研究进展[J].临床医药文献电子杂志,2020,7(13):184-185.

（刘斌,关玉龙,张洞于）